急

诊

医

师

急诊医师值班日志2

宗建平 著

生命是河，病痛在左，幸福在右。
我是河上摆渡人，未为舟，爱作桨，
敬畏生命，何惧风雨。

人民卫生出版社
·北京·

图书在版编目（CIP）数据

急诊医师值班日志 . 2/ 宗建平著 . —北京：人民卫生出版社，2024.4

ISBN 978-7-117-34312-1

Ⅰ.①急… Ⅱ.①宗… Ⅲ.①急诊 Ⅳ.①R459.7

中国版本图书馆 CIP 数据核字（2022）第 250807 号

人卫智网	www.ipmph.com	医学教育、学术、考试、健康，购书智慧智能综合服务平台
人卫官网	www.pmph.com	人卫官方资讯发布平台

急诊医师值班日志 2

Jizhen Yishi Zhiban Rizhi 2

著　　者：宗建平
出版发行：人民卫生出版社（中继线 010-59780011）
地　　址：北京市朝阳区潘家园南里 19 号
邮　　编：100021
E - mail：pmph @ pmph.com
购书热线：010-59787592　010-59787584　010-65264830
印　　刷：北京铭成印刷有限公司
经　　销：新华书店
开　　本：710×1000　1/16　印张：15
字　　数：277 千字
版　　次：2024 年 4 月第 1 版
印　　次：2024 年 6 月第 1 次印刷
标准书号：ISBN 978-7-117-34312-1
定　　价：55.00 元

打击盗版举报电话：010-59787491　E-mail：WQ @ pmph.com
质量问题联系电话：010-59787234　E-mail：zhiliang @ pmph.com
数字融合服务电话：4001118166　E-mail：zengzhi @ pmph.com

急诊室，是抢救病人生命、看护危重病患的第一线，是与死神争分夺秒、斗智斗勇的地方，在这里，每天上演的一出出人生悲喜剧，素来是文艺创作者的经典素材。《急诊室故事》有电视剧，有报纸专栏，也有电视台的真人纪录片。而宗建平主任的《急诊医师值班日志》，在保留了故事性的同时，更突显了其专业性，不仅可以作为急诊医生的教科书，其对公众也具有健康宣教的价值。与宗建平认识几十年了，家里人凡是有不舒服的情况我都愿意向他咨询，他总是不厌其烦，而且往往能手到病除。去年，他开了微信公众号"浙江急诊"，我成了他第一批读者。说实话，当初是抱着给老同学捧场的心态去点开的微信，不料一读就被深深打动，欲罢不能。

首先，这些日志最大的特点是非常专业，它从一个个案例的诊断救治中反映了急诊这门综合医学的特点。而且都是急诊中的疑难杂症，日志记录了整个诊断救治、解难释惑的过程，可以说凝聚了他多年从事急诊工作所积累的宝贵经验和有益启示。这无疑可以让青年医生少走弯路，抢救回更多鲜活的生命。其次，这些日志内容虽然专业，但又有很强的可读性，具有很高的科普价值。他像是一个医学界的福尔摩斯，面对疑难杂症，抽丝剥茧，引得我们这些"门外汉"也饶有兴趣一探究竟。因此拜读的过程也成了学习的过程，让我们获得了很多医学知识，在潜移默化中提高了我们在日常生活中预防保健以及应急处理的能力。最后，通过这些日志，让我对急诊医生乃至整个医生群体有了新的认识，增添了更多的理解和信任，相信每一位读者都会有像我这样的感受。

我想，宗建平一定是非常热爱急诊这份事业，也一定是对生命有着一种悲悯和敬意，以至于下班后已然是心力交瘁的他，仍然在深夜里记录着急诊工作的点点滴滴，思考着医患关系的丝丝缕缕。在他的带动下，开始有更多的医生加入《急诊医生值班日志》的撰写队伍，也终于有了这本书的面世。希望这样的日志能不断延续和更新，也希望有更多的人能做个有心人，记录下工作中的点滴心得和故事，让大家分享和学习，同时也是对自己的一种肯定和成就。

余红艺

2016 年 4 月 22 日

序 二

　　我和宗建平主任相识于一次工作会议，和时髦的年轻人一样，"扫一扫"加了微信，之后并无互动。某日，我恰得闲刷了朋友圈，刷到他的《急诊医师值班日志》，饶有兴致地一读，当时觉得这人有意思，好歹也是当地急诊界的"大咖"，在网络上公开晒自己从医的那些糗事、险事、尴尬事，甚至痛苦事，并不顾及自己形象。我以为他的故事不会讲太久，有众所周知的原因。

　　不曾想到今天，他还在讲。

　　坚持，本身就是件不容易的事，更不容易的是，坚持真诚地直面事实、尊重缺陷、承认过失。

　　从医先从德。

　　德是中国最早的哲学概念之一，《说文解字》训"德"为得：外得于人，内得于己也。内得于己，谓身心所自得也；外得于人，谓惠泽使人得之也[段玉裁注]。一个不断在错误中总结提高，又将其中教训毫无保留地传授于人者，是真正的有德者。

　　医学本身是一门科学，又不仅仅是科学。作为医者，我们不可避免地存在个体的短板、经验的短缺，也不可避免地承担着医学的局限性，更不可避免地面对无法复制又无法重来的生命。我们在钻研医术的同时，除了向前看、向先进学，更要懂得向后望、向错误学。

　　某天，当诸如此类的直面伤疤、刨根问底，甚至刮骨疗伤的品质蔚然成风时，我想，这何止是医界的幸事啊？

　　是以为序。

于学忠
北京协和医院
2016 年 4 月 22 日

序 三

我国北宋著名政治家、文学家范仲淹曾言：不为良相，便为良医。而在国外，也有"不做总统，就做医生"的谚语。可见，医学自古便与"修身、齐家、治国、平天下"有着异曲同工之妙。究其原因，医学看似是与"疾病"打交道，但实则是与"人"打交道。

中国医师协会急诊医师分会名誉会长于学忠教授曾有个形象的比喻"急诊科是医生的'党校'"，而我也常和我的学生说："急诊科是一个'小社会'，你可以在急诊科看清人世百态，感受人情冷暖"。在我看来，急诊科医生应当具备多方面的素质：既需要有聪明睿达的智商，也需要有做好沟通的情商，还需要一身正气的德商，具有统领全局的力量。《急诊医师值班日志2》一书，便是一本教会大家具有各种"商"的极好教材。

《急诊医师值班日志2》是我的前辈、兄长宗建平主任，根据亲身经历将各类临床个案总结而成的日志集。每读完一篇，便会感悟良多。在学习到缜密临床思维和诊疗规范的同时，品悟了人生；在仿佛亲身经历一次次惊心动魄抢救的同时，思考了"医生"；在品读一场场医患沟通的同时，体会了语言的力量。本书内容深入浅出，文字通俗易懂，不仅可供急诊医师学习，还可为广大医师同仁和普通大众提供丰富的医学常识。因此，本书也成为医患之间一道无形的桥梁，让医患双方都能从中有所收获，相互体会，相互理解。

近几年，中央宣传部、国家卫生健康委陆续向全社会公开发布"最美医生"先进事迹。他们中有的带动全县千名医务工作者成立志愿者服务队长期奉献社区乡村；有的不断提升护理工作精细化水平，成立特色护理亚专业；有的放弃国外优厚待遇毅然回国，带领团队大幅提升乳腺癌患者生存率；有的润物无声，坚守数十年为患者点燃心灯……这不禁让我想起了封面上的一段话："生命是河，病痛在左，幸福在右。我是河上摆渡人，术为舟，爱作桨。敬畏生命，何惧风雨。"

哪有什么岁月静好，只是有人在替你"摆渡"前行。《急诊医师值班日志2》是指引"摆渡人"的一盏明灯。望宗兄能引领我们及年轻的一代医师一直走下去，感激不尽。

吕传柱
2023年11月5日

前　言

作为一名急诊医师，我要感谢这一袭白衣，几十年间让我遍尝人世间的酸甜苦辣。当然，也收获了常人无法理解的幸福与满足，其核心就是责任。当我把责任付诸每日的忙碌、落实于每一个细节，当我完成的责任日益重大、艰苦，它带给我的快乐便越发深刻、更加长久。这种令人动容的幸福，未在生命绝境里行走过的人无法体会。接触越多的生离死别，越珍惜当下所有；看到越多的人性本真，越懂得平淡方是情深；越到两鬓斑白，越明白不忘初心才最可贵。

急诊室有讲不完的故事，急诊医师有经历不完的酸甜苦辣、走不完的坎坷、越不过的无奈、忘不了的昨天、忙不完的今天、想不到的明天，还有努力拼搏的欣喜，最后慢慢老去，这就是人生的真实写照。我描述的急诊室的故事，也是医师人生的真实写照，我们做医学生的时候，老师教，我们练，我们还不会思考。穿上白大褂后，从"菜鸟"医生起步，一个个困难逼着我们硬着头皮思考，这思考逐渐由浅至深，从对疾病的思考，到感悟生命、直指内心，然后达到止于至善，这是医师成长的历程。

经过四十多年的摸爬滚打，能做到明智而谨慎了吗？

我知道自己不完美，所以不敢停止努力。基于《急诊医师值班日志》读者的热烈反响和自己的经验积累，故作《急诊医师值班日志2》，继续诉说急诊室的故事。

宗建平

2023 年 11 月 5 日

目　录

一

母子的生命争夺战

那个夏夜,一接班就是大量发热、腹痛腹泻的患者,急诊科里依旧人山人海。空调吹出来的冷风在拥挤人群的搅动下,显得疲软无力。那晚,异乎寻常的嘈杂、潮湿、闷热,让人压抑,似乎酝酿着一场恶战。

经过几小时的战斗,趁着就诊的空隙,我正想喝上一口凉开水解解渴,还没端起水杯,门外又传来急促的救护车警笛。战斗的号角响起,我条件反射般转身往急诊科外跑去。

救护车一停下,车门就被打开,"孕妇,风湿性心脏病出现急性左心衰,已经有宫缩,马上就要分娩。快!"跟车的急救医生一边跟我们抬担架,一边大声交代病情。眼前这位根本无法躺平的孕妇,大口地喘着气,脸色苍白,额头布满了汗珠,口中不时有粉红色泡沫痰液喷涌而出。急救医生的催促,孕妇的喘息,重重地敲在每个急诊医务人员的心头。快!快!快!脚步在冲,脑子在飞转,两条生命,不容懈怠。

这是一位有严重风湿性心脏病的患者,妊娠34周,出现阵发性宫缩和气促。患者先去了离居住地最近的民营医院急诊,病情危急,立刻转到县第一医院,病情还是太重,再去妇儿医院,仍然无法应对,最后转到我院。

"全院总会诊"患者一进抢救室,我便马上喊着交代急诊护士,在进行吸氧、抗心衰等治疗的同时,还要做好手术、备血等准备工作。时间在这一刻显得那么宝贵,一秒钟都不能耽搁。

两条生命随时陷入危险,容不得犹豫,更不可以有半点迟疑或者闪失,我们需要多学科评估、合作、诊治,要准确快速地明确治疗方案,要明确问题关键在哪、重点在哪。我以为,唯有尽快终止妊娠,通过剖宫产取出胎儿,降低孕妇的心脏负担,才能最大可能保住两条生命。

在等待总会诊的几分钟时间里,我以前所未有的强势态度将产妇丈夫狠狠地训了一顿。我不想浪费一秒钟的时间跟他耐心地谈风险、谈方案、谈过程，我想通过这种方式告诉他事情的严重性，让他别无选择，唯有全力配合治疗。家属这时才明白事态的严重性。

我们来了解一下，这位患有风湿性心脏病的孕妇，病情究竟危险在什么地方？

妊娠是一个非常复杂的过程，孕妇的生殖系统、血液、心肺及内分泌等都会出现很大的变化。例如，子宫长度从 7.5cm 左右增至足月时 35cm 左右，重量由 70g 左右增至足月时 1 000g 左右，红细胞总量到足月时增加 33% 左右，血容量增加至妊娠 32~34 周达高峰，平均增加 40%~50%，心脏的负担大大增加。子宫的增大，导致横膈上升，肺顺应性减少，肺通气功能明显减少。还有内分泌等一系列会发生改变，这些改变一方面是为了适应分娩的需要，另一方面也给机体带来了极大的挑战。

妊娠生理病理变化使孕妇对氧和血液的需要量大增，加之血流动力学及心血管的变化，均使心脏负担加重，这对器质性心脏病患者可造成严重的后果。在器质性心脏病分娩患者中，先天性心脏病、风湿性心脏病是两大主要心脏疾病，妊娠合并心脏病是产妇死亡的第二、三位原因，有严重先天性心脏病及风湿性心脏疾病的女性是禁止妊娠的。

5 分钟后，心血管科、妇产科、麻醉科、重症监护室及医疗总值班，全部赶到。一看这种情形，大家都傻了。

我们没有时间再坐下来讨论了，我的意见是马上剖宫产，请大家论证。各位专家纷纷点头，逐一在会诊单上签了字。这是我从医以来参与的最快的一次全院总会诊。没有退路，唯有破釜沉舟，决一死战。

会诊刚结束，患者病情急剧恶化，只能在半卧位下紧急气管插管，一边捏着呼吸球囊，一边跑着送往手术室。手术室里已有医务人员在等待，一场与死神抢夺两条生命的战争随时打响。

那个夜晚，围着这对陌生母子，所有医务人员都在跑，跑得汗流浃背也浑然不觉。那个夜晚，勇敢、坚定、心无旁骛的医务人员换来了最后的胜利。

当我一身臭汗地走在下班的路上，突然那样轻松，仿佛回到儿时乡间、醉人的稻香里，虫吟蛙鸣，灯光下，飞蛾和金龟子流星一样飞舞。我也许再也寻不到幼年生活那种纯真宁静的美，但我在另一个天地里找到了另一种更为简单珍贵的美。

　　其实，我们并没有一直因为这一例病例的抢救成功感到高兴，相反，更多的是后怕。在前三次转诊中，前面几家医院并没有执行好转诊告知制度，没有交代清楚病情的危重程度及途中风险，更没有与上级医院取得必要的联系。这样的患者随时会在途中发生意外死亡，后果真是不堪设想。我们出台那么多制度的目的，并非形成文字后应付检查，而是在关键时刻，保护患者、保护自己、保护生命。

　　其实类似的病例还在急诊科上演，如果患者家属没有像本例病例那样配合医师，如果当时我们的决策稍有迟疑，后果可想而知；如果家属不配合，为了抢救患者，医务人员能否直接送手术室去手术，如果失败了，法律上能不能给医务人员一些空间，否则悲剧还会不断上演，最后伤害的还是患者。

二

我们尽力了,值!

　　也是一个夏夜,也是一群人的通宵达旦,结局与上次不同,但值得记录。

　　患者是一位九十岁的老人,有肺结核病史,因为咯血来院。入院后先用药物止血,但药物对她来说根本没有任何作用,依然咯血不止。这样一位有两肺广泛支气管扩张症的患者,又是九十岁高龄,手术是不可能的了,眼见着她嘴里鲜血一口口咯出,同样九十多岁高龄的老伴心急如焚,我们同样也束手无策。

　　当然,要说毫无办法也不至于,至少,介入治疗还可以试一试(介入治疗就是从大腿部位的股动脉处插入专用的导管,到达胸部降主动脉,找到出血的支气管动脉,用明胶海绵等阻塞血管以达到止血的方法)。不过我们非常纠结,从医学上说,相比一般患者,这样一位病情危重的九十岁老人,上手术台做介入治疗的风险非常非常大,她随时可能会窒息。除此之外,这种两肺广泛病变的患者,即使出血血管口被堵住,血液完全有可能"另辟蹊径",已经被病变受累的血管非常脆弱,压力稍一改变,随时可能出现破裂,到时候,怎么收场? 从感情上说,我们眼见着这对白发老人相濡以沫,言语不多,但那种生命相连的情感是他们相扶到老最大的力量。为了这对老人,明知希望渺茫,该不该赌一把? 我们非常纠结。

　　还没等我们下定决心,患者的病情逼着我们作出了选择。那天晚上九点多,患者再次出现大口大口地咯血,九十岁的老人张着嘴,满眼的恐惧,却一个字都说不出口。

　　别无选择。经过患者家属同意,我们迅速组织出一个完整团队,一路飞奔将患者推到 DSA 室,一场争分夺秒的搏斗开始了。

　　局部麻醉、放入导管、血管造影、寻找出血点……放射科黄主任已是满头大汗,但他浑然不觉,仍全神贯注于屏幕,不敢有一丝一毫分神。一个出血点找到了,堵住。下一个出血点又找到了,再堵住。第三条! 第四条……为了防止患者挣扎,我一直守候在患者头端,不停地用纸巾清理患者口中咯出的鲜血。患者也不能有一点动作,寂静的深夜,灯火通明的 DSA 室里除了仪器的声音,还能清晰地听到自己的呼吸。三个多小时过去了,垃圾桶和地上堆满了染满鲜血的卫生纸(共用了十五刀,每刀是一百张)。

随着黄主任操作的顺利推进,患者口腔中涌出来的鲜血慢慢少了,最后完全止住时,已是后半夜。那一刻,我们对视着彼此,会心地笑了。一身臭汗的我们,静静地观察着患者。四阿哥(放射科一位同道的雅号)还打趣说:宗大,手术完成后你得请我们吃夜宵哦! 我欣然答应。

二十分钟的观察,很顺利,患者没有出血。我们请进了她的家属,对着造影图像,交代了手术经过,哪些血管在出血,又怎样堵住。然后,才交代了一半,留在患者身边的同事们突然大叫:又出血了! 我和黄主任再次冲进去,开放气道、心脏按压……然而,我们不得不面对一个无法接受的结果。

同样无法接受这个结果的,还有患者的先生。在瞬间失去老伴的巨大打击下,这位老先生开始失控,不停地质问医生:你们不是说五根出血的血管都堵住了,没有出血了,怎么不到半小时又大出血了? 面对他颤抖的质问,我们没有半句怨言,事实是我们没有抢救过来,尽管我们尽了最大的努力。

虽然我们也有满腹委屈,但我们更担心老先生的身体,一遍遍劝说、解释、安慰,但老先生始终僵持在那里,情绪激动。四个多小时,所有人都没有离去,默默地陪着老先生,陪着他发泄他的痛苦。接近清晨,老先生终于同意将老伴的尸体移到太平间。为了表示尊重,我们一起帮老人整理尸体,等送走患者尸体,已近早上六点。夏日的晨光已跃入窗台,又是一个灿烂的日子,可我们的心中,是抹不去的压抑和对死亡的深深的无力感。

🕐 **思 考**

许多年后,再回顾这个夜晚,依然感慨万千。在当前社会背景与医患关系下,有这样的一位患者,你还会冒险在半夜组织这样一次介入手术吗? 那么大的风险,那么多的人力、物力,去处理这样一个渺茫的结果,值或不值? 当然生命是无价的,那么,如果你愿意冒这样的风险,付出这样的努力,最后换来的并非理解,而是更激烈的指责甚至纠纷,你会委屈吗? 医生终究是凡人,生命有时也有注定的结局。不然何以有这样一句:尽人事、听天命。作为一名医生,尽人事就是以你最大的包容、最纯粹的心,去尽你所有的努力,不问结果。

二 我们尽力了,值!

最后从医学角度,我还想再提醒大家一点:有结核病史的患者,特别是肺组织破坏特别严重的,其肺组织不断破坏和重构,也不断有新的血管再生,支气管动脉已成网络状,一旦大的出血血管被堵住了,血液还会通过其他小的血管再辟新径,极有可能再次大出血。如果准备赌一把,做介入止血,一定要向患方家人交代清楚,这是必须的。

三

医疗上的另类"灾难"

领导人是党的伟大事业的重要力量,也是为民谋福祉的公仆,他们的健康确实很重要。会有人问,领导的健康保障总要比普通老百姓好得多吧?真不见得。

多年前,我参与过一位市里重要领导的抢救工作,现在回想起来都很痛心。这位领导年轻的时候被称为"棉花姑娘",还受到过国家领导人的亲自接见。后来走上宁波地区重要领导岗位,也非常务实、亲民,是个口碑极好的领导。我清楚地记得,我还是住院医师的时候,有一天夜里在急诊科值班,遇到了一位患者,这位患者刚从领导岗位退下来,大概很不适应看病没有工作人员陪同的日子,那天对我态度非常强硬,一定要我全程陪同他看诊,还"威胁"说要去告院长。作为在急诊科值班的我,怎么可能离开我的工作岗位,我当然坚决不从,两人拧在那里,周围有很多人看热闹。恰巧这位"棉花姑娘"领导路过,当她了解了事情经过后,便对这位刚退休不久的领导进行了批评教育,让我得以安心回到自己的岗位上,此事一直深深留在我的记忆中。

就是这样一位威信极高的好领导,不幸得了急性心肌梗死。理所当然,各方关心和重视接踵而至,这无可厚非。但问题是在她发病后,在位的领导一批又一批来看望她,不断下指示,上午已确定治疗方案,但下午又提出请省里专家会诊,会诊后完善了治疗方案。第二天还是不放心,又请了上海专家,又改方案……病床上的她,已经没有了任何可以决定自己治疗的力气。结果,我们亲眼看着这位好领导最后离世。而同一时间,她旁边床位的另一位患者,同样的疾病,但病情要严重得多,完全按主治医师的医嘱,没有过多的会诊,恰恰多活了二十多年。

类似的事情还有很多。二十世纪七十年代末,公安系统的一位领导患了急性甲型肝炎,大家都知道,这是一个很易治愈的疾病。关心他的人实在太多了,中医的处方被不断地送到他的手里,毫不夸张地说,不到半个月,他手里就捏了上百张处方。最后他离开了,不知内情的人匪夷所思,但我们都清楚"元凶"在哪里。假如没有这些关心他的人费尽心思地送来珍贵的处方,他或许现在还在颐养天年。

一位老干部患关节痛,也受到了来自四面八方的关注、关心,不断有人敬献各种医疗资源,介绍名家教授,从宁波到上海,又飞北京,辗转了不下十家医院,最后居然把膝关节都置换了。结果谁也想不到,因植入物引起了溶血,最后付出了生命。

几年前还有一位经济界的知名人士,本来安心在宁波治疗,有所好转。后来也是源自领导的关心,去了上海的医院,改变了原来的治疗方案,不幸发生了医疗事故离世,令人扼腕痛惜。

三十多年,我从一个小医生到满头银发,经历的类似故事还有很多。有的人是受到过度关心而造成了医疗伤害,而有的人却是以过度的自我防护或自我重视来干扰正常医疗规则。我们常常会遇到这样的患者,比如细菌性肺炎、发热,医生会根据诊疗指南或者规范选择最合适的药,但个体差异决定这种最合适疾病的药不一定是某位患者最有效的药,更不会有立竿见影的效果。在观察药效的三四天里,有的患者无法忍耐,会有各种纠缠,谩骂更是不少见,非得要换药。如同地里的庄稼得了虫害,今天喷了农药,第二天看着没好,第三天换个农药再喷。这些庄稼最后不是被虫害死的,而是会死于大剂量的农药。人也一样,患病后不能天天修改治疗方案,否则灾难就离你不远了。

关心他人或者自己的健康没有错。那么,最后导致的谁都不想见到的结果,责任到底该由谁负责?每份关心的出发点,明明都是真诚的。我想,谁都没有错,一切看起来都是合情合理又合法。只是,物极必反,这是中国人的古话。医疗又何尝不是?今天谈这些,并非针对谁,或指责谁。我们生活在一个情理法交织的社会,任何时候、任何角落,都无法摆脱它们的束缚。但是,医疗有其独特性和专业性,又是关乎生命的事业,医生在任何时候都不该沦为一切情理法的囚徒,不该在救治生命的时候受到外来的任何干扰。

直到今天,人类对医学的探究还有许多空白与盲点。尽管我们称之为医学科学,但从现实的角度来讲,医学更是一门经验学科,需要遵循一定的规律。维护医生执业的尊严及医学的独立性,减少人为的干扰,这条路却在人类社会里越走越难。

⏰ 思 考

1. 对于一位德高望重的老人,多关心一点是需要的,但太多的关心甚至干预一定是不合适的,我把它定位为另一类"灾难";在这些关心的人群中有没有其他因素参与,有没有从中想得到点什么,不得而知,也不想随意推测,但我可以肯定地说,这样过多关心、过多干预一定会是"灾难",作为领导生病也累。

2. 我写这篇日志是为了防止类似悲剧再次发生,不想成为貌似合法合理的囚徒。再次强调,没有想批评谁,我也没有资格批评谁,只希望大家对类似问题进行深入思考。

3. 任何一种治疗方案,绝不可以在短期内随意更改。

四

如果有爱，别把自己的女人当子宫

前几年，某市某三甲医院孕妇因抢救无效死亡。本来并不是多么复杂的事件，却因为产妇所在单位的一纸公文，将事件直接升级成全民"混战"。这纸公文里要求该医院对这位骨干给予"公正、透明、翔实"的调查答复，也正是这纸深深伤害医务人员心的公文，同样狠狠刺痛了许多普通老百姓的心。于是，两大阵营口诛笔伐地对垒，真相与谣言混杂，局面失控，扑朔迷离。我在铺天盖地的评论里看到这样一篇文章《女人别把自己活成个子宫》，我想，还是有人保持着该有的清醒和善意，这种清醒和善意就是探寻真相，用一个人的死去尽力地挽回更多人的生命。

事件的热度还没褪去，我院产科来了一位妊娠 32 周的孕妇。医生在常规询问病史时得到一个信息，倒吸了一口冷气。这位 42 岁高龄、第二胎的孕妇，5 年前怀第一胎时多次发生下肢静脉血栓，若不是在当地医院放置了永久性下腔静脉过滤器（防止下肢血栓到肺），那一次早就丧命在肺栓塞手里。上述某市某三甲医院产妇死亡的事件让大家明白，妊娠合并主动脉夹层是产妇最凶险的杀手，不知除此之外，产妇还有两大杀手——肺栓塞和羊水栓塞。这 3 个杀手一旦"降临"，极有可能连神仙都救不了。就是这样一位肺栓塞的极高危人群，竟然不顾生命危险，在 42 岁高龄时再次妊娠。

祸不单行的是，检查还发现了这位一只脚几乎已经踏进鬼门关的孕妇还是完全性前置胎盘！死神随时会从我们手里夺走这个产妇的生命。

医院紧急组织全院危重孕产妇抢救小组（我院是宁波市危重孕产科抢救中心）的各科专家会诊。在听完病情汇报后，我无法遏制内心的愤怒与痛惜，狠狠地质问她的丈夫：5 年前的教训你难道忘记了吗？你怎么可以让你的老婆承受这样的生命危险？

哪知道这个男人轻描淡写地回答："我知道她很危险啊，才那么远的路送到你们医院来啊！"言下之意，他还是很负责任的。我无语，在这冷漠病态的人心里，女人不就是一个子宫吗？孕育完后代，就是抚养他的子女，除此之外这个女人的一生还有别的意义吗？

会诊刚刚结束，我们又接到通知，来了一位孕38周的孕妇，明显胸闷气促，不能平卧，原来这位孕妇有严重的风湿性心脏病病史（二尖瓣高度狭窄），这次心脏超声发现她已经出现了严重的心力衰竭，肺动脉压力高压90mmHg（正常20mmHg以下），随时会出现意外。听诊器里传来她心脏隆隆的杂音，一下下用力地敲打在我的心头，很痛很痛。我看着这个年轻的女子痛苦的表情，问她："你母亲也是死于同样的心脏病，你也清楚自己的身体根本不适合妊娠，为何还要冒险？"她苦笑的表情让我懂得又是一个女人的悲剧。

刚处理完上面这两位患者，产科又"迎"来了更不要命的产妇——患有尿毒症的孕妇，况且那孕妇的妈妈也死于尿毒症，这让在场的医师个个无奈摇头，欲哭无泪……

也许真是巧合，在某市某三甲医院产妇死亡事件的余温里，自己连续遇到了这样3个病例。但其实自己明白，根本不是巧合，这是产科面临的常态。如果不是那个事件的催化，产科的凶险也许并不会这样直白又残酷地摆在老百姓的面前。

关于风湿性心脏病妊娠的危险，我已在本书第一个故事中细述过，尿毒症更不想多述，这里想谈谈本文一例中的肺栓塞与妊娠的关系。

先谈一下什么叫肺栓塞。肺栓塞也就是肺动脉被各种不应该有的异物堵塞，用专业的话来讲：体循环的各种栓子脱落阻塞肺动脉及其分支，引起肺循环障碍的临床病理生理综合征。正常人血液从左心室流到动脉内，再输送到人体组织中，提供人体生命所需的氧气，这些血又通过静脉返回到右心，右心室把这些血液射到叫肺动脉的血管里，再到肺组织中，重新装载上大量的氧气再到左侧心脏，又进行新的循环。如果右心出来后的肺动脉被堵塞，那血液的循环就会中断，生命就会出现意外。

最常见的栓子为血栓，由血栓引起的肺栓塞也称肺血栓栓塞。患者会突然发生不明原因的虚脱、面色苍白、出冷汗、呼吸困难、胸痛、咳嗽等，并有脑缺氧症状如极度焦虑不安、倦怠、恶心、抽搐和昏迷，栓塞量多时，会突然死亡，有时比急性心肌梗死离死亡还要近。大家或许看过谍战片，把空气打入人体血管中，被害者就会马上死亡，后者是空气堵塞肺动脉所致。

妊娠是肺栓塞的诱发因素之一，因为妊娠时子宫增大，会压迫下肢血管，血流变慢，加上妊娠其他因素，较易引起下肢血管内血栓形成，血栓一旦形成，就随时有可能脱落阻塞肺血管。有过下肢血管栓塞病史的妇女，当然是肺栓塞的易患人群，再次妊娠风险那就大大提高。

面对曾经有过下肢多次血栓栓塞又是完全性前置胎盘的患者,一旦出现胎盘早期剥离,就会大出血而威胁母子的生命,需尽快手术。但其中核心问题之一,患者会不会同时有新的血栓形成,如果有的话,那术中随时会因肺栓塞出现危险,甚至死在手术台上。医师们进退两难,面对眼前的事实,做医师的只能尽最大的努力,只能尽责,别无他求。

组织全院专家会诊是必须的,围绕该孕妇原来在腹腔血管的滤器上有没有新的血栓,展开了热烈讨论。首选肯定是做B超,但是孕妇在妊娠时因增大的子宫和胎儿,B超检查很可能显示不清,可靠性差。退而求其次,做磁共振吧?患者血管内有金属滤器,不能做磁共振。唯一要明确有无新的血栓形成,只能做CT或血管造影,然而CT或血管造影中的射线对一个才32周的胎儿一定会有不小的影响。这种"混乱"的状况让医生怎么办?!是要孩子还是要先救那可怜的孕妇?

中国那句古话说得真好,女人生孩子,一只脚踏在地狱,一只脚踏在人间。现代医疗水平虽然改变了许多女人的命运,但"死神"依旧在产妇生产过程中无时无刻不在徘徊。只是,现代女人比古代女人幸运,她的身边不再是一个目不识丁的"接生婆",而是掌握着现代医学技能的产科医生,还有随叫随到的各路专家。正是这群人紧紧围着产妇,用尽心思、花尽力气不让死神有可乘之机,但生育过程的凶险却从未因为医学的进步而有丝毫的削弱。

某市某三甲医院产妇死亡事件,就是让许许多多的老百姓都认识了"主动脉夹层"的可怕,也让许许多多的医生不会再轻易忽视这一凶险疾病之前的蛛丝马迹。而我今天这篇文章的目的,也是希望我的读者以及你们的朋友们,真正地懂得生育过程的风险,尽最大努力在完成人类神圣使命的同时,保全自己爱人的安全。也同时叮嘱每一位同仁,医学还有太多的未知,医疗还有许多的无可奈何,我们无法保证100%的成功,但一定要保证尽100%的努力。

如果有爱,别把自己的女人只当作生子的工具!如果有爱,别让已经忙得透不过气来的产科医师去承担那本不该有风险。

🕐 **思 考**

1. 妊娠是肺栓塞的高危人群,特别是有剖宫产史后再次妊娠、高龄或多次妊娠的孕妇,一定要密切观察,高度关注。

2. 妊娠出现下肢血栓或肺栓塞时,轻者常表现为下肢水肿、胸闷或气促,同样正常妊娠的孕妇也会有下肢水肿和/或胸闷、气促等不适,早期诊断或觉察很困难,一定要千万小心。

3. 如果孕妇伴发夹层动脉瘤,轻者可出现腰背酸痛,极易认为是妊娠的一种表现,必须高度警惕,特别是患有高血压的孕妇。

4. 本文中的3位孕妇,虽然都已经转危为安,但如果出现意外,出现类似某市某三甲医院的事件,最该负责的或应受到谴责的人是谁,难道是我们医院? 第一法定监护人,她们的丈夫该负什么责任?

除夕,致急诊人

总觉得急诊是扇小窗,
窗里的世界是他们和我。

他们是普通的他们,
一样的病痛,一样的来去匆匆,
他们说,
幸福是相同的幸福,
痛苦的滋味真的有千千万万种。

我也是平凡的我,
一袭白衣,两袖清风,
曾在医书的字里行间,
追逐意气风发的梦想,
又在蹉跎的行医路上饮尽孤独、遍尝冷暖,
执着寻觅那条走回内心的路,多少年,初心未改。

我亦是不寻常的我,
听生命的气息与律动,
守着人世的花谢花开,
别人于人世里参生死,
我于生死中悟人生,
终于,在一场场惊天动地里,
学会将无声硝烟化为风轻云淡。

又一年冬去，
风霜满襟，情怀依然。

又一岁除夕，
独守这扇小窗，唯愿万家平安。

六

气胸背后的危机（一）

什么是气胸？简单点说，肺脏破了。气胸是常见急症之一，患者主要表现为突发胸闷或伴有胸痛。我们知道，肺脏就像一个气球，一旦发生破裂，肺内的气体会泄漏到密闭的胸膜腔（胸壁与肺之间的间隙），肺组织就像是个漏气的气球，缩小了。肺缩小的后果是什么？人体依靠肺的呼吸运动实现氧气的吸入和二氧化碳的排出，一旦肺组织缩小，气体交换量也相应缩小，轻者胸闷气促，重者呼吸困难，甚至危及生命。但是，有时候出问题的恰恰不是那些重度气胸。

一个夏天的傍晚，我刚脱下白大衣准备回家，走出急诊科没几步，便听到后头一个同事大声叫我。走过去一看，原来是一个气胸患者出现了明显的血压下降，这位同事非常不理解。因为我搞过呼吸内科，所以她赶紧叫住我。

我不敢怠慢，随她来到留观室，见患者面色有些苍白，我重新询问病史和病情，得知这位患者昨天晚上突发胸痛、轻度气促来院。当时胸部 X 线片发现少量液体，初步诊断为气胸伴少量胸腔积液。因为住院部没有空床，因此在急诊留观等待。白天，患者情况比较好，一度吵着要回家。直到快下班时，同事再去巡视留观室，他才告诉医师胸闷越来越明显。同事以为是气胸增加所致，没想到一测血压居然明显下降。按常理，气胸程度加重时，患者会出现胸闷气促加重，血压也应出现升高。

我马上开始体格检查，患者脸色苍白，胸部叩诊实音。难怪同事不理解，气胸患者病变一侧的胸腔叩诊应该是鼓音。立即复查胸部 X 线片，发现胸腔内有大量的液体，为什么短短一天时间胸腔内会增加了大量的液体，而不是气体？难道胸腔出血？进一步诊断确实是胸腔内大量出血，出血量达到 2 000ml 左右，太险了！应该说，这是一个很容易诊断的疾病，但开始或早期确实非常容易忽视，为什么呢？

我们先来看看胸膜腔的结构。胸膜腔是肺与胸壁之间的一个密闭的腔隙。正常人体的胸膜腔内有少量液体，可以起到润滑作用，防止肺与胸腔摩擦或粘连，保证肺组织的正常活动。因为胸腔具有负压特性，当肺组织破裂时，压力平衡破坏，肺组织及胸腔表面会有少量的液体慢慢渗到胸腔内，因此，气胸早期我们在胸部 X 线片上除了能看到气体，还能发现这些液体。但有时候，肺组织破裂部分会出现渗血，血液积聚在胸腔内从 X 线片上看到的是与液体一样的影子，所以，胸腔内渗液与渗血无法从 X 线片上区分出来。加上胸腔是密闭的，无论渗血或者渗液都无法从体表可见，所以早期的气胸引起的积液与胸腔出血很难辨别。

本例病例后来通过急诊手术转危为安。

对于气胸且短期内发现有少量胸腔积液，或急性起病后急诊胸部 X 线片发现极少量积液，必须同时考虑出血的可能，就必须监测血压，密切观察病情，一旦有血压下降，应立即胸穿，出血量较大时应立即手术。

为了进一步说明这个问题，请看"气胸背后的危机（二）"。

七

气胸背后的危机（二）

确实，很多人都没有想到，只是胸部 X 线片上的一点点"积液"，最后险些要了那个患者的性命。

患者病情危重时常不会轻视，这理所当然，但当危险消除后，往往会放松警惕，这是人们的习惯思维。气胸也是，有时非常凶险，当刚到医院经过观察后，患者的症状并不是想象的那么重，或经过治疗后有了明显好转，人们就会慢慢放松警惕，背后潜伏的危险同时也很容易被疏忽。再举一个典型的案例来说明。

我还是住院医师的时候，病房里收住了一位气胸的患者，大约是三十几岁的男青年。患者的临床表现非常典型：突然起病，胸闷气促，伴有明显的左侧胸痛（与呼吸有关），也就是说，吸气时有明显胸痛。急诊胸部 X 线检查发现左侧有 50% 左右的气胸。

入院后患者的生命体征还算稳定，除稍有胸闷外，没有其他不适。再仔细看看急诊科拍的胸部 X 线片，发现肋膈角稍稍有点钝（正常是尖锐的），提示可能有极少许液体。我在上一期日志里讲过积液产生的原因，这点积液在气胸患者身上算很正常。只是我有过类似的经验教训，所以很不踏实地提醒了管床医生：要注意观察，里面的液体会不会是血液，理由是在那么短的时间内，患者的肋膈角会变钝吗？是正常负压减少引起的积液吗？遗憾的是，他没有引起重视。

第二天，管床医生带领进修医生和实习同学到了患者床边查房，非常耐心也非常自信地给他们上了一堂关于气胸的课，向他们分析病情、气胸的发生机理、气胸的分类……经过一天的治疗观察，患者情况很稳定，胸闷气促也明显减轻。管床医生还在介绍，说患者胸部 X 线片上的肋膈角会变钝，是因为胸腔内的负压消失，所以胸膜腔分泌的少量液体不能被迅速吸收，造成胸腔内有少许的液体积聚,时间越多,液体也会越多,不要惊慌。分析完病情后,便打算亲自做胸腔穿刺引流术。

先确定穿刺点,局部皮肤消毒麻醉后,穿刺针逐层通过皮肤、皮下组织、胸部肌肉,最后进入胸壁与肺之间的腔。当胸腔穿刺针刺入患者胸腔内后,积在胸腔内的气体开始非常顺利被抽出体外,胸腔内气体就慢慢减少了,肺部自然就会随之复张,患者感觉也好多了。没想到,随着气体不断抽出,几分钟后,针筒里出现了新鲜的不凝固的血液(不凝固的血是胸腔内出血的标志,穿刺造成的损伤所抽出的血是会凝固的),令在场的人都大吃一惊!继续抽,血越来越多。在床旁目睹这一情景的亲属也吓坏了,非常激动地用手指着主治医师的鼻子说道:"你不是说只是气胸吗?这会儿怎么会有那么多的血?肯定是被你穿刺破的!"推搡之下,这个医生还差点挨了打,后面的事不在这里多谈了。

🕐 **思 考**

这两个真实的案例对我们有什么启示?

1. 两个病例都是因为对气胸患者出现胸腔积液的认识不足。胸部X线片上一有少量积液,就必须想到还有胸腔内出血的可能,必须尽早向患者及家属交代清楚,同时必须严密监测患者的血压和生命体征。

2. 在患者病床边分析病情时,不要过于肯定,分析要有余地。

3. 作为一位医师,当患者病情较轻或好转时,但疾病没有完全治愈前,不能放过任何细节,不能粗心大意。还是那句话,胸腔是密闭的,无论渗血或者单纯的积液都无法从体表可见,二者又很难从胸部X线片得到明确判断。再遇到气胸患者时,是不是该多留意一下胸腔积液的情况?

八

奇葩的心律失常（一）

室性早搏虽是常见的心律失常之一，但病因各异，有的病因特别奇特，这不，在下面即将介绍的病例救治中，医生有了侦探的感觉。

这是我从其他医院急诊科听到的一个案例。

某个建筑工地一日午餐后，几个工人同时出现了胸闷、心悸等不适，大家都以为是近期赶工期太累，抓紧打了个盹。哪知午休后不但没有缓解，准备出工时症状反而越来越明显，无法干活了。几个工人都是年轻人，平时身体也很结实，这突如其来的齐刷刷地生病，都有点紧张，赶紧约着去了医院急诊，一查究竟。

接诊医师仔细询问病史和体格检查后，心里感到十分疑惑，这几个人的病情惊人相似：起病时间差不多，症状又类同，心脏听诊都有心律不齐，心电图证实都是室性早搏。一般来说，青壮年出现突发的室性早搏，最常见的原因大概就是急性心肌炎了。虽然想想急性心肌炎不可能几个人不约而同地得上啊，但还是做了心肌酶谱的检测，以排除急性心肌损害。结果如医生预料，不是心脏惹的祸。

这头还满是问号，那头又来了三个工友，几乎一模一样的症状。这让接诊医师不得不怀疑是否发生了特殊中毒？立即上报了医务科与防保科（按规定三人以上出现中毒症状就要上报）。

当地的疾病预防控制中心接到报告后，不敢怠慢，立即介入调查，发现该工地还有一些工人也出现了类似的症状，正在附近其他医院诊治。这些信息在强烈暗示这是一起群体发病事件，首先要想到的是必须排除食物引起的中毒，当然也不能排除环境因素引起的中毒。调查人员迅速赶到现场，不过现场是一个建筑工地，并没有发现任何有害的化学或中毒的环境因素。

视线一下就集中到了是不是"食物中毒"。调查人员赶到工地食堂，详细察看。那天中午食堂的主要食物是肉丸子,其他也是普通的蔬菜。这个工地还算正规,所有食物来源可靠,也有正规的进货发票,再加上所有患者没有食物中毒常有的发热、腹泻等症状,食物中毒的可能性不大。但调查人员还是兵分两路,一路对中午吃的食物进行取样送检,另一路到进货的商场去调查采样。经过整整一天的忙碌,所有采集送化验的食物样品,经检验都没发现有毒物,线索一下断了,调查陷入困境。

出现这样的困局,只有再从患者身上找线索。所有的发病工友再次逐一调查,确定除了都出现了室性早搏外,并没有发热、腹泻等其他食物中毒常有的表现。尽管如此,医生还是认为不能排除食物中毒的可能性。调查人员又一次回到工地,进行更加细致深入的调查。在交谈中调查人员了解到,当天工地食堂买了许多猪头肉,厨师用猪的头颈部位的肉做了肉丸子。"哪个部位?"调查人员非常敏锐。"猪的头颈部位的肉啊!"厨师回答。"罪魁祸首找到了!"调查人员兴奋地叫了起来。

最终确认这些患病工友就是食用了用猪颈部肉做成的肉丸子,导致了室性早搏的发生。而始作俑者就是猪颈部肉中的甲状腺,导致食用者体内甲状腺素严重超标,诊断为急性甲状腺素中毒,案件由此告破。

说实话,有时候临床诊断真的跟破案一样,要寻找背后的原因非常困难。如果有一天室性早搏患者出现在你面前,你会想到是由肉丸子引起的吗?你会问肉丸子是猪甲状腺做的吗?关键要有一颗好奇心和敏锐思维。

九

奇葩的心律失常（二）

央视曾经有一个知名酒水品牌的广告这么说："味道虽好，可不要贪杯喔"，我把它改一下："味道虽好，可不要贪吃喔"，虽然我一直认为世界上最邪恶的是广告，但这句广告我觉得还是很有道理的。过犹不及，这是古人老话。凡事都有个度，过了，好也变成坏了。

再说回心律失常吧。这回的故事，真的跟"贪吃"有关了。

这事发生在上海的某大医院。一日下午，一位教授正常工作时，感到胸闷、心悸。做了心电图，果然发现了很多的室性早搏。这位教授平时身体不错，也没有心脏病病史。难道是心肌炎？如果是心肌炎的话，总归有个炎症的过程吧，但他马上又自我否定了，近期没有感冒，也没有其他病毒感染的表现啊。

正疑惑着，给他做心电图的医生也嘀咕了一句："今天好奇怪啊！刚才××教授、××教授和××主任好几个人来做心电图，也都莫名其妙出现了室性早搏。"

这句话提醒了这位教授，同一个单位同时几个人出现同样的症状，很可能是群体性的事件啊！赶紧联系，查找原因。第一反应就是食物中毒。"中午吃了什么？"教授问同事。

"炒猪肝"。

"猪肝啊！今天猪肝很好吃！"

"今天猪肝很嫩，一盘都吃光了。"

……

马上到食堂采样化验，最后结果证实那些猪肝含有大量瘦肉精，也就是说那是瘦肉精养的猪的肝脏。

为什么吃了瘦肉精养的猪的肝脏，会产生室性早搏呢？

我们先来了解下什么叫瘦肉精。瘦肉精，学名盐酸克伦特罗，是一种治疗哮喘的药物。该药物既不是兽药,也不是饲料添加剂,而是肾上腺类神经兴奋剂,20 世纪 80 年代初,美国一家公司开始将其添加到饲料中,以增加肉猪的瘦肉率。经过反复实践,他们发现,想要提高瘦肉率,饲料中每次需要添加的瘦肉精的量非常大,至少达到人体一次用药剂量的 10 倍。这样的做法纷纷被效仿,并成了一种行业习惯。多年以后人们发现了瘦肉背后隐藏的秘密,肉猪长期大剂量食用瘦肉精,加上代谢慢,其在被宰杀上市前,体内残留药量非常惊人,对人体健康有极大危害。如果一次摄入量过大,还会直接中毒。虽然各种社会管理机构明令禁止它在养殖行业使用,但是利益的巨大驱动使得一些不法商贩依然偷偷将其作为牟利的手段。

这是一个很简单的案例。不过假如发生在一个普通家庭里,如果只是一个人吃了很多炒猪肝而引发室性早搏,那么,会有人想到是食物的原因吗? 在急诊科遇到室性早搏患者,有几个医生会问:"你今天吃肉了吗?""今天买的肉是肥的还是瘦的啊?""你有吃过瘦肉精养过猪的猪肝吗?"我敢说绝大部分是不可能的。

在此还要提醒大家,肝脏是解毒场所,所以动物的肝脏中含毒量是最高的。

另外,我还想再次宣传一下,中毒有三个要素:化学特性、量和机体损害,换句话说任何化学物质只有达到一定的量,且造成机体损害了,才叫中毒。请大家注意,关键是量,预防中毒的最好方法就是任何东西不要过量!

所以说"味道虽好,可不要贪吃喔"绝对是真理啊!

十
急诊科的"麻烦事"（一）

"急诊医师值班日志"系列写到今天，酸甜苦辣几乎都点到了吧？可依然觉得没能讲清、讲透。情感本来就是一种复杂的东西，何况又被放置在聚焦了社会与人性千姿百态的急诊科里。

这几年，有几个现象值得关注及深思。一是许多官方或者非官方的调查显示，医务人员不愿意子女从医的比例高达七八成，甚至更多；二是医学院校临床医学专业的录取分数线开始下滑；三是急诊专业的医生难招、难留已是各大医院的通病。我想，最能懂得其中苦涩的，只有我们自己了。

有一回，我院急诊外科来了一个 48 岁的女性，车祸导致外伤。患者称腹部疼痛，体检发现除了肢体有些擦伤外，其余均正常。骨折是排除了，但患者诉说有明显的腹痛，作为一位急诊医师，必须检查腹部内脏是否有挫伤，于是立即给她安排了急诊腹部 CT 检查，结果没有发现异常，按理说是没有任何问题的。根据患者情况，经过一段时间观察后并无大碍，就让她回家了。离开医院前医生叮嘱她：有异常要随时来就诊。就是这么一个完全合乎诊疗常规的诊治过程，里头蕴藏了一个巨大的危机。

过了半个月，患者又急又恼冲到急诊科，要找当时的医生要个说法。当所有医生一听到这个消息，都蒙了，哪里会想到眼前这个 48 岁的妇女，半年前才从老姑娘变成新嫁娘，而恰恰在发生车祸的当时，连她自己都不知道，已经怀孕半个月了。这样高龄妇女好不容易才找到人生的另一半，又那么意外地在接近知天命的年龄当上了准妈妈，却因为一场意外的车祸、一个符合诊疗常规的 CT 检查，让突如其来的喜悦瞬间变成了她一辈子的懊悔、遗憾。

怪谁，谁说 48 岁不能怀孕？谁叫你不详细询问患者的月经史和婚姻史？责任自然是接诊的医生。

从医的艰难并非仅仅因为面对的是复杂的生命个体，更在于复杂的生命个体上所牵涉的复杂的家庭、社会因素。眼下，随着"三孩"政策的实施，新情况也不断出现，颠覆了我们一贯的思维。

我家小区小店的老板娘今年47岁，近一年来月经时有时停，近三个多月来一直没有月经，前不久发现自己小腹有些肿大，吓了一跳，以为长什么东西了。哪知道去医院一检查，以为"绝经"的她居然怀孕了！老板娘激动地逢人就说："运气好啊！"快停经的年纪，居然"莫名其妙"怀孕了，最后决定要这个孩子，不久产下了一个可爱的宝宝。我想，当时给她接诊的医生看到超声结果除了好奇外，还一定会感到后怕：如果选择开一张腹部CT单子，那真的惨了！是的，月经史也问了，婚姻史也问了，47岁即将停经的妇女，怎么会想到呢？

20世纪80年代初，我在永嘉县做计划生育工作时，曾经遇到过一个妇女在58岁时生了第8个女儿。我想说，随着"三孩"政策的实施，今后遇到四五十岁甚至绝经期的妇女，问月经史是必不可少的。如果症状可疑，给她开一个检查单子，排除一下有没有怀孕，会不会挨骂？

这个问题实实在在地摆在我们急诊医师面前，是不是要引起高度重视？

十一
急诊科的"麻烦事"（二）

上篇日志谈到容易被医生忽视的高龄女性怀孕的问题，随着"三孩"政策的实施，这种现象估计会成为"新常态"，临床医生的思维也需要随之调整。今天接上篇的话题，继续讲急诊科遇到关于妇产科的"麻烦事"，今天这个故事真可谓麦芒掉到针眼里了。

大约两年前，医院急诊来了一位女性患者，28 岁，腹痛。接诊的是一位经验丰富又严谨负责的副主任医师，仔细全面评估后，详细询问了病情、病史、症状。遇到腹痛患者，有四大问诊要点得记住：有无发热、起病方式、腹痛的性质和程度、腹痛的部位。因为患者是生育期女性，所以还需要详细询问患者月经史。

这位患者情况有些特殊，一个多月前做过人流，半个月前刚来过月经，一周前还在妇产科就诊过，有就诊记录，患者否认怀孕可能。于是，给予了常规输液解痉等处理。但此后症状并没有缓解迹象，因为疼痛位于中上腹部，加上患者比较着急，为了尽快查明腹痛病因，医生给她安排了腹部 CT 检查，也未见明显异常。叮嘱其回去观察，有情况随时就诊。

哪知一个多月后，上述的故事情节重演，这位患者居然在产科检查怀孕了，医患办通知我参与协调。我一听就蒙了，马上赶到医患办。在详细查看资料后，说实话，我内心稍稍平静了些，从医疗过程来看，我们的整个诊疗行为没有任何问题。但是，事实摆在眼前，她就是怀孕了，现在无法确认她在做 CT 之前是否已经怀孕。

我们仔细算了一下时间，越发觉得蹊跷。患者是月经来后半个月做的 CT，做完 CT 后患者一直未来月经，也就是月经周期延迟了几天，这才发现怀孕了。按照这样计算，这位患者受孕的时间刚好就是做 CT 的前后几天时间。这真是棘手，该怎么处理呢？

我也是情急之下，很冒昧地轻声问了这对夫妻："你们能不能告诉我，你们是哪天受的孕？是在做 CT 前一天，还是做 CT 之后？如果在做 CT 之前受的孕，对胎儿肯定影响非常大。如果是做 CT 之后受的孕，那基本上没什么问题了。"

我说的是实话，可这对夫妻听了之后更加激动："我们哪里知道啊？！你们都不知道，这种私密的事情，我们就更不知道了啊！"我又说了一句"如果到了法庭，也要拿出证据啊。"我知道这样说是不太人性化，但我们实在也是非常无奈，他们也是拿不出证据来证明是在做 CT 前播下的种子还是在做 CT 后受的孕。另外，事前已经明确询问过患者，在得知未怀孕的前提下才开了这个检查，那么，即使有证据证明当时已经怀孕，在患者未告知的前提下，医生开出这个检查算有过错吗？

做医生真的有些难，类似病例不希望医生和每一对儿年轻夫妇遇到，但从医疗这个角度来说，难道我们对生育期的妇女在看病时，还要问："昨天晚上干'革命工作'了吗？"这个"革命工作"当然是性生活。即使医生问得出口，患者答得出口吗？

在美国，生育期妇女出现腹痛，必须检查有没有妊娠（测 hCG）。在我们中国，是不是也可以出台相同的规定，对于生育期的女性因腹痛来医院必须做妊娠试验。但接下去问题又来了，这"生育期"如何界定？初中生到 60 岁（浙江省有 60 岁的异位妊娠患者）？让因为腹痛来院的初中生或快 60 岁的人做怀孕试验有可能吗？这就是区别。

从这个案例中，你学到了什么？

对生育期的女性来急诊就诊时，是不是在病程记录上应写上一句：患者否认有妊娠可能？

我想是必须的。

十二
"丑陋恶习"的背后

2014年11月的一个清晨,烟雨迷蒙,急诊科人声鼎沸,注定是一个忙碌的日子。刚上班就听说昨天来了一位患者,习惯特别差,随地吐痰,一见人就乱吐口水,越劝阻越乱吐,就连其他就诊患者也看不过去,不愿意走近他。值班医生怀疑该患者有精神疾病或者神经系统疾病。

我一肚子的狐疑,来到患者床边。他是一位消瘦矮个的中年男性,心率110次/min,血压185/123mmHg,全身出汗较多,神志清楚,声音轻微,必须俯下身才能听到他的声音。一见我又乱吐口水,口水喷溅到我的白大褂上,我越是好心相劝,他越是变本加厉。我心想这人真是精神上有问题,还是叫精神病院会诊或直接转过去吧,如果收住病房没有病员愿意与他住一起的。

但,医师的职业逆向思维习惯不得不想想转院前是否要排除一下神经系统实质性病变,有些疾病有时会以精神异常为主要表现,例如脑炎或脑的额叶或颞叶病变(这些部位主要功能是以脑的精神或抽象思维为主),想想还是先做腰穿(脊髓穿刺),抽取一点脑脊液化验一下,这样更稳妥。

当我快速离开更换白大褂,准备取腰穿包,打算给患者做腰穿时,患者声嘶力竭地说:"不要在我旁边走路!我会抽筋的!"顿时我感到很诧异,患者思维是清晰的,这不符合一般精神疾病的表现,他似乎对周围有人活动特别敏感。这时我大脑里突然闪出一个死亡率极高的疾病,这种疾病自己只在书中学到过,工作十多年一直没碰到类似患者,没有一点经验。为了证实自己的想法,我转身靠近患者,轻轻问了一句:"你怕风吗?"他明确地回答说:"是的,我特别怕,风大我就会抽筋。"我又重新问了一遍,回答还是非常明确。

为了证实自己的判断,我们找来一本书、一盆水及一个脸盆。打开书后对着患者的脸部来回用力扇动,果真患者立刻出现四肢抽搐,第一步试验有了结果;等患者抽搐停止后,接着又做了第二个试验,把脸盆放在患者头部一侧,用水慢慢倒到脸盆里,患者听到水声后,同样出现了四肢抽搐,又试了几次结果都一样。这时诊断终于水落石出,狂犬病基本可以明确。确诊狂犬病必须要有狗咬伤的病史,于是我又重新详细询问了患者病史,最近一个月有狗咬伤吗?开始回答是否定的。难道诊断又错了,不该啊,患者有明确怕风怕水表现,经过反复询问,他终于想起了半年前,也就是春节回江西老家时,小腿被狗轻轻地咬了一口,经仔细一查,小腿还留有小小一点痕迹。

"你知道被狗咬伤要到犬伤门诊去处理吗?""知道,可当时局部只出了一点点血,没在意,以为这么一点小伤口没关系,且自己不可能刚好碰上狂犬病。再说了,去犬伤门诊除了要伤口处理、注射狂犬病疫苗,还要打免疫球蛋白,要好多钱啊。"可就是这小小一口咬伤出血,因患者的麻痹大意、掉以轻心和侥幸心理,最后要了患者的性命。36小时后死于呼吸衰竭。

狂犬病(rabies)又名恐水症(hydrophobia),是由狂犬病毒所致,以侵犯中枢神经系统为主的急性人兽共患传染病。人狂犬病通常由病兽以咬伤方式传给人。临床表现为特有的恐水、怕风、恐惧不安、咽肌痉挛、进行性瘫痪等。病死率几乎为100%。

查阅文献后发现,狂犬病的潜伏期通常为1~3个月(极少数病例短至2周或长至1年左右)。人对狂犬病病毒普遍易感,人若被携带病毒的狗咬伤后未进行任何处理,只要其一旦发病,那么其病死率基本为100%。这是一个何等可怕的疾病。防止狂犬病的最好办法是不要让狗咬伤,家有狗的一定要给狗打疫苗。

一旦发生,一定要到犬伤门诊及时处理,一时没有办法到犬伤门诊处理的,应立即自行处理,在自行处理后越早到犬伤门诊就诊越好。

(本素材由宁波大学医学院附属医院甘永雄提供素材)

咬伤后伤口处理办法

1. 被家养动物(狗或猫)或野生动物(蝙蝠、獾)等其他动物咬伤后均应及时有效地处理伤口、进行全程免疫治疗和/或注射免疫球蛋白。

2. 咬伤后及时(越早越好)严格处理伤口,对降低发病概率有重要意义。

(1)挤压伤口:尽力挤压出血或用火罐拔毒,忌用嘴吮吸伤口以防口腔黏膜感染。

(2)冲洗伤口:用20%肥皂水或0.1%苯扎溴铵溶液反复冲洗至少半小时。

(3)消毒伤口:用70%酒精擦洗及浓碘酒反复涂拭。

(4)不须缝合:伤口一般不予缝合或包扎,以便排血引流,防止病毒传入神经纤维。

（5）严重咬伤：若咬伤导致机体出血较多或严重咬伤时，除用疫苗外，还需用抗狂犬病免疫血清在伤口及周围行局部浸润注射。伤口如能及时彻底清洗消毒，则可明显降低发病率。

十三

抗心律失常药与哮喘的"因缘"

    抗心律失常药物跟哮喘,怎么看都觉得它们八竿子打不到一块儿。教材上没有,指南里没有,临床经验里呢? 有。今天与大家分享一例抗心律失常药盐酸维拉帕米与哮喘的故事。

    记得那是个冬天,我去一县中心医院会诊一位危重症患者,这位患者情况倒是忘得一干二净,反而他旁边的哮喘患者给我留下了深刻的印象。

    我之所以会关注他,是因为我在会诊危重症患者时,无意瞥见旁边这位哮喘患者,他正无声无息地注视着我,那眼神里有说不清的渴望、期盼。等我把危重症患者看完,他迟疑地轻声哀求:"医生,您是不是也可以给我看看?"哪个医生会拒绝这样的要求?

    仔细翻阅病历并查体,尽管所有治疗哮喘的药物包括激素、氨茶碱、特布他林等都用上了,但这位患者情况确实不容乐观,呼吸很困难,主要是呼吸费力,听诊两肺部有许多哮鸣音,心率有 100 次/min 左右。我细想了一下,跟主管医生说:"盐酸维拉帕米针剂 5mg 加到 5% 葡萄糖 250ml 中,缓慢静脉滴注,同时密切观察患者的心率,只要心率不慢下去应该没有问题。"

    主管医生瞪着眼睛看着我,一脸问号。我说可以试试,真的,只要密切观察心率就可以了。

    等我会诊好那位事先讲的危重症患者后,正准备离开时,又拐到那位哮喘患者的床边,很欣慰地看到他的气促明显好转,整个人精神状态好了许多。这位患者也非常高兴,拉着我一个劲儿感谢。

    我为何那么笃定地认为盐酸维拉帕米能控制这位患者的症状呢? 问题还得从 20 世纪 90 年代说起。

    20 世纪 90 年代,国内外有大量报告钙通道阻滞剂治疗哮喘的文章。我清楚记得,国外关于医学呼吸的著作,还有许多关于钙通道阻滞剂(盐酸维拉帕米是其中一员)治疗哮喘的综述,可以说,当时用这个方法治疗哮喘是一个热门的话题,自己在急诊实践中也深有体会。

机理是,钙通道阻滞剂除了有治疗高血压病和心律失常外,同样也有抑制平滑肌收缩的药效。而哮喘的主要发病机理就是支气管平滑肌的过度收缩,因此钙通道阻滞剂对哮喘是有治疗意义的。根据当时的文献指引,我曾在急诊值夜班时遇到过几位重症哮喘发作的患者,每当常规药物治疗仍然不能控制症状时,我会使用盐酸维拉帕米。尽管并非100%有效,但大部分患者还是有明显的效果。

这位与我"偶遇"的重度哮喘患者之所以让我记忆深刻,并非我在他身上再一次证实了盐酸维拉帕米对哮喘的治疗效果,而是因为患者与那家医院产生了矛盾,差一点,我就成为那家医院医患纠纷的"导火索"了。这位患者出院后到专家门诊找过我多次,一直责怪那家医院为何不早点给他用这个药,导致他吃了那么多苦,还"枉费"了那么多医药费。我反复与他解释,当地医院治疗没有任何问题,只是我选择的用法比较特殊,这个药并不是哮喘的常规用药。

你们说做医生难不难,治不好有问题,治好了也有问题。

只是不知道为何,后来类似文章就没有了,书上也不写了,指南上更加不见影子了。类似莫名其妙"失踪"的不止这个,还有其他。

现代医学需要循证,这肯定没错。但是,现在做药物临床试验的成本巨大,那些售价低廉的药物几乎承受不起。药品生产商毕竟是以盈利为目的的企业,研发新药、投入成本做临床试验,虽然很大程度推动了医疗事业的进步,但最终目的是支撑其产品的销售,因此,临床试验的设计是有选择性的,其结果也不可避免地存在导向问题,更有甚者不惜夸大试验效果。如果能从纯粹的医学研究出发,去不断寻找、证实有疗效的低价治疗方案,该有多好啊!

另外一个问题,遇到患者病情比较特殊,如果用了指南上没有写上的药物,万一出现问题,责任怎么判定?在当下有不少医闹的社会背景下,谁敢贸然为患者承担风险?本文落笔之前,上海某医院一位年轻的医生因为一场纠纷抑郁加重,身心崩溃,一跃而下……扼腕痛惜的背后,是多少医务工作者在用自己的委屈、坚忍、汗水艰难地推动着整个医疗事业的进步。

当救死扶伤与自我安全存在矛盾风险时,我们该做怎样的选择?又怎样尽可能地保护自己?

这也是人道主义与法律如何平衡的问题,值得研究。

十四

肝硬化"腹水"潜伏的危殆

2015 年大年初一的早晨,烟花爆竹声点亮了一年新的希望,一切都是那么美好。新的一年开始,按传统习惯,人们准备去看望长辈、走亲访友,互相祝贺新年幸福快乐,而在急诊科守夜的医务人员,带着汗臭,带着希望,或许也带着遗憾终于可以回家休息,另外那些偶尔可以在除夕夜与家人一起团聚的医务人员,又得匆匆赶到医院去迎接新的挑战。

那年大年初一,若不是因为这个病例,我还真不知道慈溪人有这种传统的过年习惯。患者一早与家人去祭祀先祖,祈求新年健康幸福。可能是因为一夜守岁,原来有肝硬化病史,加上晚上又喝了不少酒,正准备回家时,患者突然感到有点头晕,随即出现黑蒙。这下可吓坏了家人,随即送到当地医院。

患者是一位女性,52 岁,农民,当时血压有点偏低,90/55mmHg,心率 110 次/min,肝胆胰脾彩超及腹部 CT 均报告患者有肝硬化腹水,颅脑 CT 未见明显异常。大生化、心肌酶谱和血糖等检查基本正常,经过吸氧补液等处理后,患者感到明显好转,值班医师还请来了上级医师及外科医师会诊,都考虑肝硬化并发腹水。经过家人要求,最后转来我院,为了进一步诊治收住急诊病房。

入院查体发现:体温正常,心率偏快,115 次/min,呼吸 23 次/min,血压115/55mmHg,神清,面色有点苍白,腹部无压痛,无反跳痛,肝脾肋下未及,移动性浊音阳性(提示腹腔有水),其他无明显异常。

对于这样一个病例,其明显特征是有晕厥、血压过低、血红蛋白及血小板低、CT 和 B 超报告诊断为肝硬化腹水,所以一切表现都可以用肝硬化来解释,作为临床医师自然首先会考虑肝硬化腹水。因为有贫血,不得不想到有无消化道出血可能(肝硬化最常见的并发症,出血后可以出现晕厥、血压低及贫血等),出血不多时,不一定有呕血、便血等表现。

肝硬化为什么会出现这种临床表现呢?

肝硬化是临床常见的慢性进行性肝病,由一种或多种病因长期或反复作用形成的弥漫性肝损害。在我国,大多数为肝炎后肝硬化,少部分为酒精性肝硬化和血吸虫性肝硬化。病理组织学上有广泛的肝细胞坏死、残存肝细胞结节性再生、结缔组织增生与纤维隔形成。换句通俗的话来说,就是长期慢性炎症在肝脏内形成的很多瘢痕,逐渐替代正常的肝脏组织,导致肝脏逐渐变形、变硬而发展为肝硬化。早期由于肝脏代偿功能较强可无明显症状,后期有多系统受累,晚期常出现上消化道出血、肝性脑病、继发感染、脾功能亢进、腹水、癌变等并发症。

肝硬化往往死于并发症,上消化道出血为肝硬化最常见的并发症,肝性脑病是肝硬化最常见的死亡原因,后者是因为肝脏失去正常人的减毒或灭毒功能。

对于这样一个病例,在急诊病房值班的陈先汉主任医师,经过深思,感到还是要给患者立即做一个腹腔穿刺为好,也就是说用针从患者的腹腔中抽出一点腹水来,做一个化验,看个究竟。腹部局部消毒麻醉后,穿刺针慢慢穿过腹部的皮肤和皮下组织,当进入腹腔时,就立即发现抽出来的所谓的腹水液体竟然是浓浓的鲜血。这下引起陈主任的高度警觉,肝硬化引起的腹水一般应该是黄色的,清或混浊,很少是血性。

经过一天的忙碌,大年初一傍晚的天色虽然已开始变得灰暗,但为了把问题搞清楚,为了不把问题留过夜,陈主任当即决定做一个腹部血管造影,查一下腹腔内出血可能隐藏的危险。没想到当 CT 图像一幅一幅在电脑屏幕上跳出时,眼前的景象让大家感到意外,这个患者除有肝硬化外,居然还有一个更危险的疾病——脾动脉血管瘤,血性腹水是脾动脉破裂惹的祸(图 14-1~图 14-2)!

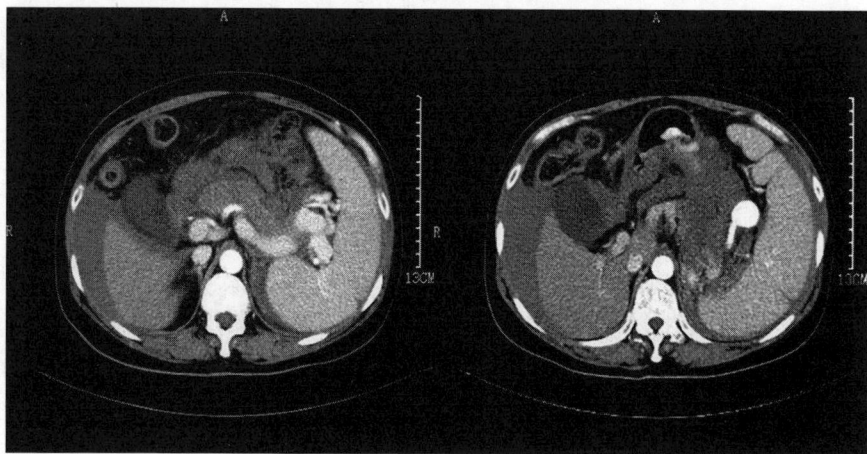

图 14-1 CT 显示脾动脉瘤(1)

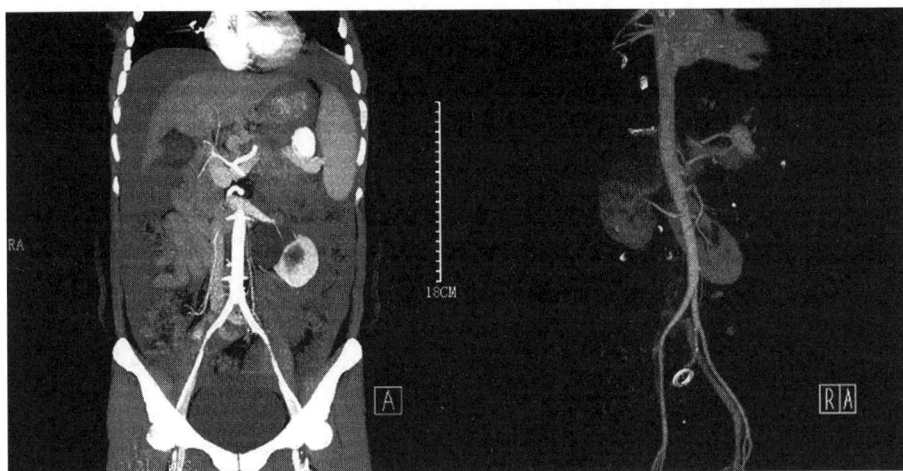

图 14-2　CT 显示脾动脉瘤（2）

到这里，又一次证实：做医师，特别是急诊医师必须勤，必须领先一步。一个简单的腹腔穿刺，避免了一场"灾害"！

🕐 **思　考**

1. 对一个 CT 和 B 超均报告为肝硬化腹水的患者，我们会怀疑是脾血管破裂吗？再次提醒大家，必须有一个清晰的概念：这"水"准确讲是液体，而液体就不一定是水。

2. 对有腹水的患者，要尽早做腹腔穿刺。一般情况下，对有肝硬化腹水的患者，我可以肯定地说，绝大多数医师是不会在患者刚入院时就立即做腹腔穿刺的。如果本例患者再迟一点做腹腔穿刺，后果会怎样？想想真的是非常可怕。

十五

那一次，"幸运之神"的眷顾

我对 2015 年 10 月 13 日这个日子记忆特别深刻。那不是一个什么特殊的日子，但那是一个我们被"幸运之神"眷顾的日子，值得铭记以及感恩。

一位来自中国兰花之乡——宁波市北仑柴桥的 65 岁朴实农村妇女，因为体检发现右下肺有个小结节，来我院检查。因为本人与兰花有点缘分，曾多次到患者所在的村，拜中国兰花病理学大师学习种兰花的技艺，所以对那个地方和那里的人有着特殊的感情。那天患者来医院时已经有点晚了，为了避免患者来回奔波，又恰巧床位有空，应老人要求便收入院检查。

入院后按常规需要做一些检查，比如血、尿、大便常规，血液大生化、心电图及肝胆 B 超等。基于互相信任的关系，这位患者和家属欣然接受了我们的安排。如果换作其他个别患者，可能会质疑这是在过度检查。当然，这中间还得做个胸部增强 CT，以明确肺部结节的性质。

就在这些看起来并不是直指患者问题的常规检查里，突然冒出了一个令人完全意想不到的问题。超声提示：脾门处无回声，脾门血管结构显示不清。我们的神经一下子紧张起来，这些字眼太可怕了，我们是有过经验教训的。我们做医师每天要做的事是：一是破案，二是评估，三是选择。破案就是找出患者疾病的罪魁祸首，评估就是评判问题的轻重。

在前面的日记里，我曾经有过类似的教训，就在今年的大年初一，一例脾动脉出血与肝硬化共存的患者，险些因为漏诊引发意外。这例患者会不会又是脾动脉血管瘤？如果是，一旦破裂，就没有回天之力了。

于是紧急腹部血管造影！万幸！万幸！果真被我们发现了脾动脉血管瘤。万幸的是，在它"肇事"之前，被我们"逮"住了。

我们来假设一下，如果没有做腹部 B 超，脾动脉血管瘤没有被发现，那么肯定会转到胸外科去；如果在胸外科做胸部手术的过程中，一旦发生脾动脉瘤破裂，那么将会是什么样的后果，真不敢再想下去，最后"倒霉"的除了患者，还有手术医生。如果患者死亡，完全有可能没人会想到究竟是什么惹的祸。

这例病例背后的现象具有一定的代表性。患者因为某一种疾病入院，如果其体内隐藏着另外一种更可怕的疾病，没有被及时发现，那么隐藏的疾病一旦导致死亡，责任究竟是谁，常规检查是不是能够发现所有的问题？

从这个意义上讲，没有过度的检查，只怕就没有被发现的隐患。

我常常在想，这次究竟是我们幸运，还是患者幸运？总之，这一回我们都从一场注定的悲剧里逃了出来。

但愿幸运之神的眷顾不会是一两次。而医生要做的，也绝不能坐等幸运之神的眷顾，除非你是个庸医。

尽人事、听天命，可能是儒家倡导的中庸之道。然而，我以为应该尽一切人力所为，才无愧于我们这个职业。

后　记

在发现患者有脾动脉血管瘤后，又引出孰先孰后的问题。我经常说，选择就是要作出最佳、最及时和最有效的治疗方案。就本例患者的疾病来说，毫无疑问，脾动脉瘤这颗定时炸弹必须先要清除。

先用微创的介入方法治疗脾动脉瘤，然后再进行胸外科手术看上去是最好的选择。众所周知，介入治疗创伤小、痛苦小，而且实施起来比较方便。家属中有学医的，选择了这个方案，但我没有完全认同。这种看似比较完美的选择，同样存在隐患，在全身麻醉下做胸外手术，其间血管内压一定会增加，万一阻塞的血管再通，发生破裂，同样会引起腹腔内大出血。与其冒这样的风险，还不如直接手术来得可靠。

这位患者虽然经历了两次手术，痛苦是多了些，最后总算安然无恙，渡过了难关。

十六

金蝉花的"美丽传说"

　　2015年7月,急诊病房收了一对儿来自余姚农村的母子,主诉是饭后出现恶心、呕吐,症状越来越重。刚被送到医院时,医生们还搞不清楚究竟是怎么回事。经过医生细细询问,才知道问题出在金蝉花身上。原来这对母子听说金蝉花有大补功效,就上山挖到一些。一天傍晚,他们煎煮了10来根金蝉花,不单单喝下了药汤,而且把整根金蝉花都嚼了下去。他们始终不明白,这补药咋就成了毒药?

　　每年6月份以后,浙江许多山区的竹林里会长出一种叫金蝉花的植物。虽然叫它金蝉花,但它并不是花,可以说是最古老的虫草,因此老百姓俗称其为大虫草。它和冬虫夏草一样,也是虫菌复合体。蝉的幼虫在羽化前被虫草菌感染、寄生,形成根是蝉的幼虫体、花是从蝉幼虫头部生长出来的菌丝体的奇异形态。蝉的品种有很多,金蝉花一般是由苦竹蝉的幼虫被感染后形成的,而苦竹蝉多生活在竹林里,因此,江浙一带山多竹林多的地方,且常有竹蝉活动的某些林地,一般均能采到金蝉花。这金蝉花很不好找,因为花儿不大,极像一种淡黄色的草,它躲在其他花草的下面,只露一个头,如果不注意,可能会被采摘者当成一小撮变了色的泥土。正因为它特殊的营养价值和"神秘"的踪迹,它的功效在老百姓中间被传得神乎其神。

　　这对母子并不是第一例因为金蝉花中毒的病例。去年7月,鄞州区的小杨也听人说金蝉花特别补身子,便去附近山上挖了不少。她炖了碗冰糖红枣蝉花汤(图16-1),一下子放了5根蝉花,服下不久,便出现头晕、恶心、拉肚子的症状。

　　"甘,寒,无毒",这是古代医书上对"金蝉花"的记载。在民间,金蝉花被当作冬虫夏草的代替品,因为传说中的营养价值高,且价格低廉,不少市民自行上山采摘。

蝉花品种很多,金蝉花是特定的蝉感染真菌。感染源不同,感染的真菌种类不同,可以出现十几种易与金蝉花混淆的类蝉花,市民可能是误食其他种类的蝉花而中毒。还有一种可能,野生的金蝉花没有人为控制采摘时间,容易腐烂霉变,食用后也可能导致中毒。

对于金蝉花中毒,偶有报道,引起中毒的主要成分至今不是十分清楚,也没有明确的诊断标准,现在只能对症处理和血液透析治疗,从有限的资料来看,预后还算良好。

家乡人屠呦呦是中国本土第一位获得诺贝尔生理学或医学奖的科学家,她在瑞典题为《青蒿素的发现:传统中医献给世界的

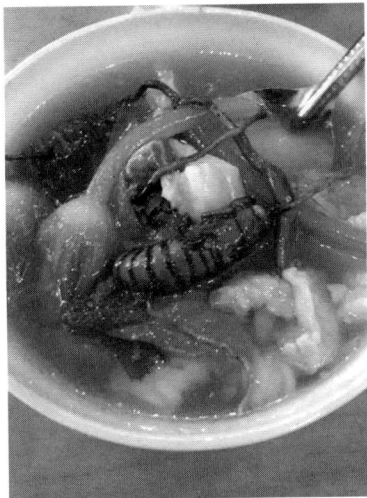

图 16-1　冰糖红枣蝉花汤

礼物》的演讲中,特意谈到中医药:"中医药从神农尝百草开始,在几千年的发展中积累了大量临床经验,对于自然资源的药用价值已经有所整理归纳。通过继承发扬,发掘提高,一定会有所发现,有所创新,从而造福人类"。屠呦呦以唐代诗人王之涣的《登鹳雀楼》结束演讲,称"请各位有机会时更上一层楼,去领略中国文化的魅力,发现蕴涵于传统中医药中的宝藏"。

十七

假冒的"阑尾炎"

关于腹痛的故事我们讲过好多了。在急诊，看似简单却让人头痛的腹痛，却是司空见惯。要说急诊医生的思维培养，从腹痛这个看似简单的症状入手，别说，兴许是个再好不过的途径。

今天说说右下腹痛吧。就那么一块儿巴掌大的地方，里面结构也不复杂，皮肤肌肉下面有肠子、输尿管，附近还有子宫附件、膀胱等。可一旦痛起来还得用破案的精神去对付，到底谁在搞鬼，还是谁跟谁又纠缠在一起了，这中间有没有谁在混淆视听？

某个早晨，我如往常一样进值班室换工作服，看到我科进修的林医生蔫蔫儿地躺在里间的床上，面色有点苍白。见到我，小姑娘有气无力又一脸无奈地说："真倒霉，我得阑尾炎了。"

小姑娘絮絮叨叨说着她的阑尾炎。一早上班路上，感觉右下腹隐隐作痛，跑到急诊，请外科值班医生看了一下，右下腹确实有压痛和反跳痛。医生朋友都知道，右下腹的局限性压痛及反跳痛是诊断急性阑尾炎的特征性体征，她自己也想是得阑尾炎了。不过当时血常规检查结果并没有发现明显异常，估计这阑尾炎还在早期，先给予抗生素输液治疗。一般早期的阑尾炎先保守治疗，如果短时间内症状加重，再考虑手术。看起来没啥问题，我安慰几句后，赶着查房去了。

一直忙到快中午了，才稍微喘口气，这才有时间跑去值班室跟她聊上几句，重点问了她的月经史。这点读者朋友可能心里会暗笑了，都一把年纪的大老爷们儿，跟一个都可以当自己女儿的女孩子问月经史，这开得了口吗？这就是医生和普通老百姓的区别。医生的职业习惯是三两句离不开问病史，我想，这点我得感谢自己这个看起来有点"八卦"的习惯。

由于特殊的生理结构，生育期的女性一旦出现下腹部疼痛，总免不了和月经有千丝万缕的关系，与女性生殖器特别是输卵管引发的许多疾病可能有关。在这方面我特别留心过，实习的时候，曾经遇到过 20 多个右下腹痛女性患者，开始都被诊断为急性阑尾炎，尽管术前也反复询问了病史，但在手术中还是有 7 例患者发现腹腔中局部的出血，最后诊断不是卵泡破裂出血，就是黄体囊肿出血，有个别患者出血还不少，想想后怕。也是因为有这样的经历，我走上临床后，看到阑尾炎诊断心里就会有点发毛，逼着我变成了一见到阑尾炎就"八卦"的医生。

"体温呢？"

"37.5℃。"

我有些警觉了。以我的经验，面对一个腹痛的患者，你得"八卦"地问清楚以下四大问题：①有没有发热？发热在前还是腹痛在前？②起病方式，慢慢起病的还是突然起病？③疼痛的部位在哪？④疼痛的性质特点。眼前林医生是在上班路上出现的腹痛，起病相对比较突然，发热又不明显，会是阑尾炎吗？重新查体。疼痛确实局限在右下腹，有点轻压痛，直觉压痛与急性阑尾炎还是有点区别，不是特别典型。月经中期正好是女性生理期中的排卵期，如果发生卵泡破裂，也会出现疼痛。我还是坚持要她加做右下腹部 B 超检查，结果证实自己的判断：右下腹有较多液体，考虑出血可能，立即给予止血治疗。

再强调一下：女性月经中期排卵也有风险，个别卵泡破裂出血的患者出血量也会非常大，如果没有早期发现和及时止血治疗，一旦出现出血性休克，是非常危险的，需要紧急手术止血治疗。

对于一个生育期的女性来说，右下腹疼痛有很多陷阱，与妇产科相关的疾病主要有卵泡破裂出血、黄体破裂出血及异位妊娠等妇科疾病，都是非常危险的。

女性虽然在染色体中有两条 X，研究证实总体寿命要长于男性。但女性肩负着人类伟大的生育使命，也因此承受更多的健康风险。因此，需要给予生育期女性更多的关怀。

医生心头的"百草枯"之痛

世人总说,如果生死见多了,那么多少总会有点麻木。实则不然。至少医生是另一种人,生死见得越多,越痛,越怕。到后来,总把最坏的打算都替你说了、做了。

提笔写这篇日志时,耳畔总会回想起那一声声稚嫩的声音:"伯伯,救救我……"揪心的痛,一辈子抹不去,也让我从此以后见到"百草枯"就胆战心惊。

是的,这是一个"百草枯"中毒的患者,年仅16岁。16岁,多好的年纪,还是父母掌心里的宝贝的时候,怎么就跟"百草枯"扯上了关系?

我接到急会诊请求,赶到那里时,尽管有心理准备,但那个孩子的故事,和病床上那张苍白的面孔依然狠狠地刺痛了我。6天前,这个孩子跟父母有点争执,为了吓吓父母,任性地喝了口除草剂。不过是任性地示威,哪知她随手拿起的这瓶除草剂是百草枯。百草枯啊!孩子,你知不知道,百草枯是多么可怕!

百草枯相关知识

百草枯(PQ),是一种高效能的非选择性接触型除草剂,对人畜具有很强毒性,误服或自服可引起急性中毒,已成为农药中毒致死的常见病因。成人致死量为20%水溶液5~15ml(20~40mg/kg)。百草枯经消化道、皮肤和呼吸道吸收,毒性累及全身多个脏器,严重时可导致多器官功能不全。肺是主要靶器官,可导致"百草枯肺",早期表现为急性肺损伤或急性呼吸窘迫综合征,后期出现肺泡内和肺间质纤维化,是百草枯中毒致死的主要原因,病死率高达

50%~70%。

目前临床尚无治疗急性百草枯中毒的特效解毒药物。

这个任性又可怜的孩子很快受到了剧毒农药的折磨,病情迅速加重,出现了难以承受的胸闷、气促。待我赶到时,两侧肺组织已经遭受了严重破坏,呼吸接近衰竭,多脏器出现了严重损害的前兆。阅读完病历资料,我忍不住老泪纵横。行医那么多年,多少生命在我手里起死回生,可那一刻,我已经看到死神的影子,却手无缚鸡之力。我悄悄拭去眼泪,强装着笑脸走到她身边,我有千万句话想对孩子说,鼓励也好,安慰也好,哪怕欺骗也好……

没等我开口,那个虚弱的孩子却轻轻地颤抖地张开了嘴巴:"伯伯,我难过死了,您一定要救救我,我只是想吓吓我爸爸妈妈,我不是真的,是我不对,我真的不想死!"她极其费力地一个字一个字地哀求着,短短几十个字,她仿佛说了几小时,我所有的伪装,被她这句低到几乎听不清的话击得粉碎。

这是我第一次面对一个孩子的哀求,在她眼里,我是一个一头银发的长者,更是一个承载着她活下去唯一的希望的医生。可孩子,对不起!我有一千个一万个对不起要跟你说。我无能为力!我无法面对你……我已经想不起来我最后是怎样离开的,我只知道多少年后的今天,只要一想起她,一听到"百草枯"三个字,我的心还是会狠狠地痛。可痛又如何?在百草枯面前,一切的痛都是枉然。

类似的悲剧并没有因为一个孩子的离开而终止。直到今天,但凡听到"百草枯"三个字,医务人员的心都会跟着颤抖。多少年来,望着一个个生命倒在这个可怕的除草剂上,我们不断呼吁:停止这种农药的生产!我们真切地希望,研究农药的专家们能够研发出一种高效而对人和动物没有毒性的除草剂,让百草枯对人类的摧残成为历史。

人的情感是最复杂的,我记得曾经开导过朋友"时间会让你的思念之情逐渐削弱。"但只有身临其境,才会发现无法自拔。那孩子的影子,挥之不去,我多想学学徐志摩,他是那样的洒脱:"悄悄地,我走了,正如我悄悄地来,我挥一挥衣袖,不带走一片云彩。"但是我不能。

心,累了。

刚搁笔,又得到几个年轻人在"五一"假期踏青时采摘路边覆盆子吃的消息。哪知农民前脚刚在那块草地上喷洒了百草枯……他们能逃离百草枯的魔爪吗?

📝 小贴士

1. 百草枯是一种对人体毒性非常大的除草剂，死亡率极高。家有该类农药存放的，务必严格保管，切勿让孩子接触到，以防悲剧发生。

2. 对孩子的风险教育我们应该怎样做？生活中还有哪些风险，例如热水的烫伤、触电的预防、火灾的逃生等，作为法定监护人有义务不但自己要学好，还要教育孩子。看过这篇文章的人，自己对照一下，你做好了吗，做到位了吗？至少我对孩子是这样教育的！

3. 日本防灾救灾知识从孩子抓起，他们全民的防灾救灾知识普及率之高，值得学习。中国是不是应该从孩子抓起，不论是从幼儿园还是从小学、中学，把防灾救灾知识作为每个学期开学的必修课，不要年年开学教育有不同的主题，只有尊重生命才能爱国。

十九

一条内裤引发的气促

十分平常的一天，监护室来了一位常见却又不太常见的患者，一个 53 岁的大叔。

这个小故事要从大叔嫁女儿的那天说起。人生有四喜，在女儿婚嫁大喜之日，大叔心里是乐开了花，开开心心换上了新装，从头到脚、由内而外地焕然一新……可惜，没想到这一换便出了事儿。

过了几天，大叔突然感到会阴部疼痛，发现了一个巴掌大小的溃烂面，伤口不小，于是他便去当地土郎中那儿开了些消炎药回去。可是过了好些天，却也不见有好转，而且似乎觉得呼吸也不是那么顺畅了，于是大叔在女儿的劝说下便去了杭州的一家看烧伤科很好的医院。做了相关的检查，大叔不仅肺部出现了间质性肺炎，肝肾功能也受到了损伤，这累及全身各种器官的病，让医生也十分疑惑，进展如此迅速，常见原因往往是感染、化学或物理因素的接触、结缔组织病等（图 19-1）。

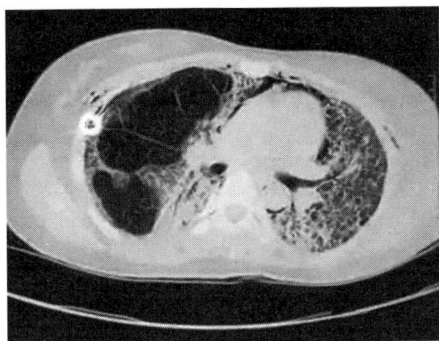

图 19-1　百草枯中毒引起的肺部损害 CT 表现

寻找病因，成了亟待解决的问题，医生就像侦探一样需要抽丝剥茧，明确诊断。这与时间赛跑的过程，不由得让医生捏了把汗，因为肺部的炎症首先考虑是否存在感染，但患者没有高热，白细胞没有明显升高或降低，而且多次做了痰培养、血培养，也没有培养出阳性的致病菌，各种证据并不支持严重的感染。查了风湿免疫的相关指标，同样缺乏相关的证据支持。而当联想到患者肾损伤、皮肤烧伤、肺部功能进展如此之快，不由得让医生怀疑是否存在理化因素，如有毒物质的接触。系统整合相关信息后，主治医师再次询问病史，他的夫人终于松了口：她因为常年和大叔不和，在女儿结婚的那天，给大叔换上了一条用百草枯浸泡过的内裤，这百草枯无色无味，当然他也没有任何察觉。

此时一切都让大家恍然大悟，因为患者的各脏器功能都有不同程度的损害，他便住到了重症监护室，公安机关在大叔的内裤和血里检测出百草枯。

主张"性恶论"的荀子曾说："好恶、喜怒、哀乐臧焉，夫是之谓天情。"又说："性之好恶、喜怒、哀乐，谓之情。"但我还是相信《三字经》的教诲："人之初，性本善。"

（本素材由浙江大学医学院附属第二医院陈筱莹提供）

二十

急诊科医师"擒贼"记

"急诊医师值班日志"系列写到今天有整整 100 期了。按照中国人的传统习俗，逢五小庆，逢十理应大庆。可任何一个关于生命的故事，无论其背后是人情冷暖、恩怨情仇，还是悲欢离合，都是神圣不可亵渎的。今天讲的故事，无关生命，只见人性，以及它背后带给急诊医师的思考。

某个冬天，我随市里检查组到某三甲医院检查医疗质量。当工作完成正欲离开时，一辆警车拉着警笛"吱嘎"一个刹车停在了急诊科门口。职业习惯，让我停下脚步回头望了望，只见警车门打开后，两位衣着时髦的女性被警察带下了车，感到很好奇。这两位女性当时表情很痛苦，弓着身子，好像哪里痛似的。一打听，原来这两位女性都是听障人士，在行窃时被警察抓住，正准备带回派出所进一步调查，她俩却在警车上捂着肚子、十分痛苦地"啊啊啊"叫起来。警察同志想问个究竟，可无论说什么两人都毫无反应，自顾自在那里大叫。警察同志哪敢怠慢，直接带着她们来医院就诊。

接诊的医务人员也很无奈，根本无法沟通啊！我随即上前表示，我会点手语，应该可以帮到他们。

进入抢救室，走到她们跟前。面对两个捂着肚子躺在床上的女性，我先用手语打了个招呼："你好。"两人有点狐疑地看着我。确实，我没穿白大褂，她们搞不清楚我要干什么，不过其中一人随即就冲我点点头，表示了回应，我心里一喜，不错，可以沟通了。然后我开始用手语问："你是肚子痛吗？""你肚子痛是持续存在，还是一阵阵痛？"连做了两遍动作，对方看着我一脸茫然。

情况又出乎我的意料，再细细回忆了一遍，想想自己多次在急诊科遇到听障人士时，用这两句手语都没有问题，怎么这次她们不理解了呢？

我再放慢速度认真比画一遍，两个人的眼睛依然直愣愣地望着我，似乎不明白我在干什么。旁边的警察和急诊医生也急了，这是怎么回事啊？难道，她们不是听障人士？我急中生智，对着这俩人说了一句："我是聋校的老师，你们不要再装了……"两个人顿时脸色煞白，刚才的表情与呻吟一下停止，呆若木鸡地望着我。警察、医生和周围病患家属哈哈大笑，嘲笑这两个聪明反被聪明误的女窃贼。

当警察将这两位假听障人士重新带回警车，我望着他们离开的身影，那一刻心中有些小小的自豪。这是我学会一些手语后，运用得最得意的一次。

医生这一辈子要不断地学习，不单单需要学习一直在创新发展的医学知识，还需要学习看起来与职业毫无关系的知识。作为一位医师，有一辈子学不完的其他本领，它或许一直藏在你的大脑里，但某天它一定会让你有用武之地。感谢您陪着"急诊医师值班日志"一路走过风雨行医路，我们继续冷暖相依、携手同行。

二十一
真假难辨的产后"肺炎"

妊娠、分娩对大多数女性而言,是生命中重要的历程之一,女性身心都有非常显著的改变,比如腰腿痛、排尿问题、乳房变化、内分泌变化和感染等。特别是分娩时体力的消耗、内分泌的改变,加上一年的孕育,会消耗大量营养,产妇的抵抗力会大大降低,易引发各种细菌感染。有些影响并不会随着分娩结束而告终,相反,可能有更大的挑战需要面临。随着"三孩"政策的实施,产妇年龄水平开始增高,她们的健康问题逐渐引起全社会的关注。

我遇到过这样一位患者,产后一周,因为高热三天伴有咳嗽、气促明显来急诊科。听诊肺里呼吸音很粗,左肺有较多湿啰音(用听诊器听到肺部有水或痰液随呼吸发出的声音)——这是肺部感染的一种表现,加上有发热,首先考虑肺部感染可能。血常规检查发现白细胞很高,胸部 X 线片显示左下肺有大片淡片状阴影,两项检查均指向肺部感染可能。患者的血压不是很高,故首先诊断为重症肺部感染应该没有问题。

收住入急诊病房后,给予抗感染治疗,患者的体温很快恢复到正常,但气促越来越明显,再次复查胸部 X 线片,病灶明显增加,除了左下肺外,病灶向上肺扩展,并且出现了明显的缺氧表现(皮肤氧饱和度在 90% 左右,已经接近呼吸衰竭的水平),患者不能平卧,肺部湿啰音越来越多。这不符合常理啊,为什么体温正常了,临床表现反而重了? 一直在思索,如果是产后血容量增加出现了肺水肿,病灶应该是两侧的,为什么她的病灶只局限于一侧,诊断一时陷入了困境。

但患者气促症状确实很明显,所以给了利尿药物治疗,没想到立竿见影,患者的情况出现了明显的改善,听诊检查肺部湿啰音迅速减少。我们都不敢相信,如果是肺部感染怎么可能会在短期内好转? 为了证实肺部改善的情况,三天后又复查了胸部 X 线片,结果更出乎意料,患者胸部的病灶几乎完全消失了,这又怎么解释呢?

产妇肺水肿发病机理

肺间质有过量液体积聚和/或溢入肺泡腔内,称为肺水肿。即因为种种原因,肺组织内液体过多。

临床上,急性肺水肿常突然发生甚至呈暴发性,表现为严重呼吸困难、端坐呼吸、响亮吸气和呼气性喘鸣,听诊有湿啰音,咳嗽时痰多,严重时分泌物从鼻腔或口腔流出,泡沫状痰,无色或粉红色(带血红染),痰中含大量蛋白质。慢性肺水肿症状和体征往往不严重,水肿液主要在肺间质中积聚,也有一定程度的肺泡水肿,偶尔出现急性肺水肿发作。

产妇出现肺水肿,是因为产后内分泌等的改变,在妊娠时组织中积聚的过多液体重新回流到血管内,造成血管内压力过高(静压性肺水肿,此类肺水肿是毛细血管流体静压增高所引起,故又称血液动力性肺水肿),加上产后往往有低蛋白血症,血管内渗透压过低,血管内的液体就更易渗出到组织。而胸部X线片只出现淡淡的渗出阴影,特别像肺炎。

但这位产妇有一点让我百思不得其解,产后肺水肿应该是双侧肺部出现渗出性病灶,这位患者为什么会出现单侧肺部病变?

经过仔细观察分析,有一个现象引起我的注意:患者产后一直喜欢左侧卧位,这才似乎有所感悟,难道体位真的会引起单侧肺水肿?结果查询了文献,确实有的时候患者可以出现单侧肺水肿。大家都知道水往低处流的道理,由于长期左侧卧位,自然病变只局限在左侧,只不过单侧肺水肿罕见。至于患者的发热,可能是感冒所致,肺部的迅速好转绝对不能用肺炎来解释,发热加重了肺水肿的发生。

在胸部X线片出现单侧渗出性改变时,影像科是很难诊断为肺水肿的,需要临床医师密切观察才能发现。

🕐 **思 考**

1. 产后肺水肿不是一种少见的疾病,但经常会误诊为肺炎,尤其是当产妇伴有感冒发热时,所以需要引起大家高度重视,曾有多例开始考虑为重症肺炎而收到重症监护病房的教训。产后肺水肿多发生在产后一周左右,这与产后内分泌等改变、妊娠时积聚在组织中的水重新回吸收到组织达到高峰有关。

2. 单侧肺水肿是非常少见的,要明确诊断还需要多多观察病情和综合分析,不能单靠辅助诊断来随便妄下结论。

3. 产后出现胸闷气促,还需要与肺栓塞进行鉴别,后者是产后面临的另一个重要挑战之一,需要引起高度重视,我在《急诊医师值班日志》第三篇"从医 30 年最艰难的决择"一文中专门写过。

二十二

盲目养胎的背后

生育政策放开后,关于孕产妇的健康安全问题再一次成了医生关注的重点。在前面好几期日志里已谈到这一问题,各种新情况新问题不断出现,但我始终认为,关于生命与健康的问题,永远不应该只是医学界应该关注的问题,应该是医患双方乃至一个家庭、一个社会需要关注并参与的问题。

某日半夜,我在急诊刚刚抢救完几个危重患者,还没顾上喘口气,便听到急诊走廊里的一阵吵闹。半夜三更这样吵闹不会有好事,我忙跑出去探个究竟。

迎面遇上一个年轻的帅小伙子,他正搀扶着一位孕妇冲了进来,毫不顾忌周围那么多患者,大声叫:"医生呢,医生! 医生呢,医生!"不知道是着急还是就是这种性子,帅小伙瞪着双眼,摆出一副要吃人的架势,把他那帅气的脸都给生生扭曲了。

"医生不就在你跟前吗? 帅哥!"我边安抚他,边赶紧上前帮着搀扶。小伙子瞪了瞪我,暂时安静了下来。

这位孕妇几小时前突然出现上腹部剧烈疼痛,立即到当地医院就诊。开始这小伙子以为要做爸爸了,当然是满心欢喜。哪知道到了医院,医生一检查,根本没有宫缩,腹痛主要是在上腹部,显然不是生理性的。再一查,麻烦了,血淀粉酶很高,孕妇得胰腺炎可不是一个小病啊! 当地医生严肃地告诉这位准爸爸孕妇病情危重,当地治疗有困难,要赶紧转大医院抢救。

诊断非常明确,是妊娠伴急性重症胰腺炎。

急性重症胰腺炎本来就是非常危险的,何况是位孕妇。一边抓紧落实治疗措施,一边找这位准爸爸谈话。话还没说几句,这小伙子就勃然大怒,手狠狠地拍了一下办公桌,大声喊道:"说什么废话,你一定要把人给我救活,否则我对你们不客气!"

这一通咆哮把我和几位同事都吓了一跳，护士还在抽血，我瞥见试管里的血液上有好多漂浮的乳白色颗粒，血都不像正常的暗红色了。一看就明白，血脂高到都快"爆表"了。

这是一个彻头彻尾的"医盲"，是他把自己老婆害成这样。此话从何讲起？自从他老婆妊娠后，为了给她增加营养，几乎天天吃香喝辣，顿顿大鱼大肉。尤其妊娠八个多月后，正好是"秋风起、蟹脚痒"的日子，鲜美肥壮的大闸蟹大量上市，孕妇也特别爱吃，于是顿顿吃四个特大特肥的大闸蟹。一个多月吃下来，一看到老婆白白胖胖，就像是看到肚子里头那个孩子胖得跟个人参娃娃似的，小伙子心里别提多美了。稍微有点医学知识的都知道，这样吃下去不出问题才怪。医学上，营养过多也叫营养不良（营养不足和过剩均叫营养不良），而这种营养不良对孕妇造成的损害会非常大。

我想好好再跟他解释，他还在大声叫嚣："如果我老婆和胎儿有意外，我一定会与你们拼命！……钱我有，但必须救活！"一边竟然又拍起了桌子。我也不禁怒从中来："你自己看看你老婆的血。你有没有知识？你这样顿顿让她吃四个大闸蟹，别说孕妇，好好的人都吃出大病来了，这都是你给害的。要我保证你老婆和胎儿安全，我告诉你，我只会尽力，不可能给你保证。你连基本信任和尊重都没有，那你完全可以去上海、北京治疗啊！"

就是这样"以暴制暴"的谈话方式反而取得了效果。小伙子安静地听完了谈话，并开始顺从地配合了。

光有医务人员重视，能解决什么问题？医务人员的努力只能是在问题出现以后去弥补，社会大众健康及医学知识的欠缺，才是许多健康问题产生的根源。不良生活方式导致的疾病越来越多，这中间还有许多变成了慢性病，严重影响着患者的生活质量。在物质条件越来越好的今天，我们越来越渴望健康长寿，也越来越重视营养与养生，但恰恰是一知半解的认知导致了今天这类故事的发生。什么是营养？不是吃得多、吃得好，而是吃得均衡、适量。营养过多也叫营养不良，而营养过剩恰恰是经济社会发展到一定水平后凸显出来的严重问题。

我们再回过头看看妊娠期急性胰腺炎。

妊娠期急性胰腺炎，是发生于妊娠各期和产褥期的急性胰腺炎，其发病急、进展快、并发症多，可因临床表现不典型而被误诊，并可能危及母婴生命。妊娠期急性胰腺炎的病因多样，与普通人群胰腺炎的病因基本相同，常见为胆源性、高脂血症性。

有研究表明，妊娠期由于激素水平的变化，孕妇血清中甘油三酯的水平可以生理性增高。如果妊娠期过度进补，可使孕妇肥胖、体重指数增长过快，再有年龄较大、合并胆石症、糖尿病等情况的话，会导致血黏度增加，血流阻力增大,这样易形成微血栓,使胰腺微循环严重受阻,而直接诱发胰腺炎。

在此,我们提醒大家,妊娠期急性胰腺炎重在预防。妊娠期切忌过度进补,体检时应常规检查血脂,若血脂超标,应及时通过饮食或药物调整。一旦妊娠期发生恶心、呕吐、上腹疼痛,怀疑胰腺炎发作时,应高度重视、及时就诊,以确保母婴安全。

妊娠期并发急性胰腺炎、夹层动脉瘤、羊水栓塞和肺栓塞是孕妇的四大杀手,死亡率极高,一定要高度重视。

二十三
"笑气"的泪

半夜的急诊科刚消停片刻,门外又响起那既熟悉又令人凛然的救护车警笛声,预检护士急忙迎上去,见车上躺着一个女孩。家人哭着诉说女儿不知怎的突然四肢瘫痪了,希望快点救救他们的女儿。

推进抢救室,医师很快来到患者的床前,一看是个非常阳光的女孩,穿着时尚,23岁,不知怎的,晚上发现四肢活动障碍,起不了床,也根本无法行走。家人非常着急,反复问医生是不是中风了? 小小的年纪怎么突然手脚不会动呢? 医生仔细询问了患者的发病过程,得知患者出现四肢运动障碍前有一段时间常感到全身麻木,但没有在意,以为是经常熬夜工作所致,自认为年轻力壮,多休息会好的,没想到会出现眼前的结果。患者发病前既没有外伤,也没有发热等,检查四肢肌力明显下降,急诊颅脑CT发现脑部有轻度萎缩。这个特别奇怪,一个小青年怎么会出现脑萎缩,诊断一下失去了方向。

经过仔细反复询问,女孩终于说出了一个秘密,原来两个多月前,一次偶然的机会,在酒吧里经人介绍说吸"笑气"对缓解工作压力有非常大的益处,她就尝试吸了一次。吸后感到一天的疲劳似乎完全没有了,从此爱上了"笑气"。只要疲劳就吸上几支,不知不觉,这两个多月来总共吸了两千多支。

患者曾经留学美国,大学毕业后回国创业,成立了自己的公司,工作非常拼命,没日没夜地拼命工作,经过自己的努力拼搏,回报也非常丰厚。自从用了"笑气"后,心理压力大大减轻,整个人如沐春风,工作更有劲了。哪知道"笑气"这么好听的名字后面,竟隐藏着那么大的危害。

前几日,网上有国外的中国留学生开始流行吸食"笑气"的相关报道。更有一篇《最终我坐着轮椅被推出了首都国际机场》的文章,讲述了一名在西雅图留学的中国女学生因吸食"笑气"不得不放弃学籍的经历,引起网上热议。没想到这种恶魔也悄悄地出现在我们眼前。

当时打开网络购物平台，发现国内有许多网店都在出售"笑气"，网上生意非常火爆，才知道原来"笑气"大有市场。

笑气，化学名叫一氧化二氮（Nitrous Oxide），是约瑟夫·普利斯特里在1772年发现的，英国电化学家汉弗莱·戴维自己和他的朋友，包括诗人塞缪尔·泰勒·柯尔律治和罗伯特·骚塞在18世纪90年代试验了这种气体。他们发现一氧化二氮能使人丧失痛觉，而且吸入后仍然可以保持意识清醒，所以"笑气"在口腔医学领域大受欢迎。因为通常口腔医师无专职的麻醉师，患者小剂量吸入不但有止痛作用，还可保持清醒，根据医师的指令配合医师做出各种动作，给口腔医师带来极大的方便。一氧化二氮早年还在临床上用作吸入麻醉剂应用，配合其他麻醉剂可引致深度麻醉，苏醒后一般无后遗作用。

"笑气"同样有不可避免的副作用，特别是长期应用。"笑气"进入血液后会导致人体缺氧，长期吸食可引起高血压、晕厥等，还会导致血中维生素 B_{12} 浓度大大低于正常，这是引起神经损害和贫血的重要原因。如果超量摄入，很可能因为缺氧而导致窒息死亡。

本文中的主人翁经过积极治疗和康复锻炼，情况有明显改善，半个多月后在家人搀扶下能下床行走了。这种病例我们还是第一次遇到，不知道接下来完全康复的路还有多长，患者脑萎缩能不能得到有效改善，还是一个未知数。

20多岁，那是人生非常美好的年华。她生活在一个很不错的家庭，留过学，有高智商的头脑，努力拼搏，年纪轻轻就创办了自己的公司。但她又轻易接受社会上风行不良习惯的蛊惑，不值得我们深思吗？是教育，还是环境出了问题？

在此呼吁政府相关部门出台强有力的措施，禁止"笑气"买卖，像禁毒一样禁止"笑气"在市场上流通。

不要让"笑气"成为"哭气"，真不希望这样的悲剧暴发流行。

一瓶啤酒引发的少女之死

一瓶啤酒是怎么引发少女之死的？很多人会说酒后呕吐窒息？不是。心搏骤停？不是。脑出血？也不是。答案是胰腺炎。耸人听闻的样子，却是真实的故事。

某个初夏的上午，急诊科同事接诊了一位 19 岁的女孩，其上腹部疼痛五六个小时。女孩自己跟医生"坦白"："昨晚朋友聚会，喝了一瓶啤酒，半夜就开始腹痛，怎么也忍不住，到后来开始呕吐。"急诊科同事一检查，真是"来者不善"！中上腹明显压痛，血淀粉酶明显升高，腹部 CT 更加明显地表现出了急性胰腺炎的样子，甚至胰腺已经出现了坏死的表现。这小小的腹痛背后竟然是来势汹汹的急性坏死性胰腺炎，此时距离女孩喝酒才过了短短七八个小时。

究竟什么样的胰腺炎具有如此可怕的破坏力？

其实这个女孩真是太不应该。明明已经有过两次急性胰腺炎住院经历，而且每次发病都与饮酒有关，但这一次还是没有管住自己的嘴巴，甚至这一次，她没想到咕咚咕咚喝下去的酒已经变成了摧残她生命的毒。

入院后，女孩的病情急速恶化，很快出现了休克、急性肾衰竭、凝血功能障碍、呼吸衰竭。没过几小时，腹部皮下有大片出血瘀斑，出现了腰肋部皮下瘀斑征和脐周皮下瘀斑征。这些表现都是暴发性重症急性胰腺炎的强烈信号。尽管我们早已经预料到这个结果，但没有想到这一切来得那么快。全院专家会诊，抗休克、抗炎、纠正呼吸衰竭、升压补液、抑制胰腺分泌、中药芒硝腹部外敷……我们知道死神已经降临，因此争分夺秒地抢救。然而，所有的努力仿佛是一颗石子丢进深潭里，甚至都激不起一点涟漪。

升压药的剂量越用越大，但血压根本没有上升的势头。女孩的腹部越来越胀，很快无法呼吸。使用呼吸机后，即使将给氧浓度调到了 100%，但她的低氧血症怎么都纠正不了。将近二十小时，每一秒过得都格外恐惧，仿佛能听到死神在叩击大门，砰！砰！一下比一下响，一声比一声近。

她最后还是离开了我们。这是我从医那么多年遇到的病情最重、恶化最快的暴发性急性胰腺炎。

我想，在看到这里之前，大家可能都没有想到过急性胰腺炎会如此可怕。是的，重症急性胰腺炎特别是暴发性急性胰腺炎死亡率是非常高的，往往数天内就死亡，有的会突然死亡，急性胰腺炎也是引起猝死的原因之一。

我对急性胰腺炎有些恐惧，是因为小时候的记忆。20 世纪 70 年代初期，我还是初中生，当时家住在原宁波华美医院（现叫宁波市第二医院）图书馆的老房子内。邻居都是宁波市第二医院的医务人员，聊天的主要内容多数是工作上的事情。有天早晨，我在洗漱时听到邻居在说，某空军基地的一名高级军官不明原因死亡。当时正值中国历史上的一个特殊时期，人们的思想还是受政治运动的影响，一遇到这样的意外，第一反应就是敌特分子在搞破坏。为了查明原因，对死亡军官进行了尸体解剖，结果令人非常意外，急性胰腺炎引发突然心搏骤停（急性胰腺炎有时可以没有任何症状突然致死）。一个空军的高级军官就这样，睡下去后再也没有醒过来。虽然人们并不清楚究竟是什么原因导致了这场悲剧，但从那以后，急性胰腺炎在懵懂的我的心里留下了可怕的印象。

再来反思文中女孩的死，究竟是什么让她的胰腺炎成为急速死亡的导火索？当然有其客观的自身原因，该女孩有过两次急性胰腺炎住院的经历，病情都是很重，每次都是喝酒过多所致。第二次出院时，医师曾开出了禁酒令，反复叮嘱她绝对不能再喝酒。遗憾的是，这个年轻的女孩并不知道珍惜，时间一久，当时的伤痛全然遗忘。贪图一时的痛快，侥幸以为一瓶啤酒总不会有事。哪知这种侥幸带来的却是注定无法挽回的后果。

哲学上的因果理论运用在生命中，能让我们明白很多道理。珍惜与否，并不是整天咬文嚼字地表达，而是要落实在日常行为里——关系自己未来的行动。

但愿每个人都有足够的智慧，明白当下的言行正关联着未来的某个结果。

背了"黑锅"的杨梅

　　前几日清晨 6 点,医院急诊来了一位妊娠 25 周的孕妇,持续腹胀。询问病史,患者说出现腹胀之前,进食了一斤半左右的杨梅。查体:贫血貌,腹膨隆,软,全腹部没有明显压痛,无反跳痛及肌紧张,肠鸣音稍减弱。

　　我们知道,引起妊娠期腹胀的原因有很多。首先,在妊娠初期,由于孕激素的产生,会使胃肠道的平滑肌松弛、蠕动无力,容易让酸性的胃内容物反流至食管下方,再加上胃排空的时间延长,当食物滞留肠道的时间延长,在细菌的作用下会发生腐败与发酵,此时会产生大量气体,使孕妇产生饱胀感。其次,随着子宫内胎儿的成长,逐渐增大的子宫自然会压迫到胃肠道,此时便会影响胃肠道中内容物及气体的正常排解,让孕妇感到腹胀、不舒服。另外,由于孕妇的活动量通常会较孕前变少,胃肠蠕动减弱,加上妊娠期的进食内容也会有些改变,过多高蛋白、高脂肪食物的摄入,使蔬菜和水果的补充相对不足,也会造成粪便更容易在肠道内滞留,引起便秘而使腹胀感更加严重。

　　看来,这位准妈妈没能管住嘴,杨梅吃太多闯祸了。

　　每年江南梅雨时节,紫红紫红的杨梅漫山遍野。虽是漫山遍野,但因为杨梅特别娇,不易保存,所以上市时间特别短,也就 10 来天,说没就没了。

　　一到这个时间,江南的老百姓最为津津乐道的就是杨梅,朋友圈里满屏紫红,杨梅山上也是热闹翻腾,走亲访友提着几筐不说,甚至已经成了江南人省亲的由头,"杨梅熟了"成了呼唤亲人最诱人的句子。在一年一度的杨梅盛会里,这酸甜多汁的小果实让老老少少欲罢不能,杨梅除了好吃,还富含纤维素、矿物质、维生素、微量元素和一定量的蛋白质、脂肪、果胶及多种对人体有益的氨基酸,特别是果实中的钙、磷、铁等元素的含量要比其他水果高出许多。祖国传统医学对它也有很高的评价,李时珍在《本草纲目》中说杨梅"可止渴,和五脏,能涤肠胃,除烦愦恶气。"翻译成现代语言就是,杨梅有生津止渴、健脾开胃、除湿消暑、解毒祛寒等作用,还可提高机体的免疫能力。所以,平时适量吃点杨梅,对身体健康无疑是有帮助的。

但是任何事物都是有两面性的。杨梅吃多了好不好呢?杨梅吃多了会怎么样?由于偏热性、偏酸性,杨梅食用过量易致上火、胃溃疡和便秘等不适。

这样的季节,加上一斤半杨梅的量,我们自然首先考虑是杨梅闯的祸。原因就是杨梅里面的酸性物质会和胃酸一起刺激胃肠道黏膜,从而破坏正常的排便功能,加重便秘。按照正常的就诊流程,我们还是常规给她做了必要的抽血化验。哪知,结果令人意外。血常规结果提示:血红蛋白只有 7.4g。这么低!!!再次询问病史,患者自诉,妊娠期多次体检一直贫血,自己的血红蛋白一直在 8~9g 的水平。但是不论她怎么说,这个数字还是给我们敲响了警钟。马上做床旁腹部彩超和产科彩超(图 25-1),结果让人大吃一惊。彩超提示:子宫内未见胎心搏动,提示死胎。并且腹腔内有大量的游离液体。就在这个时候患者的心率开始升高,血压下降,出现了休克症状。结合彩超情况,考虑患者有腹腔内出血。马

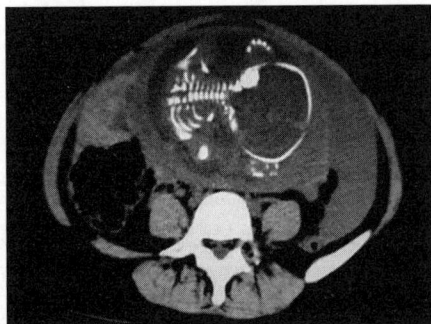

图 25-1 彩超

上开始抢救,抗休克的同时,立刻召集妇产科、外科、重症监护病房等多学科联合会诊。会诊结果考虑患者目前有失血性休克,腹腔脏器破裂首先考虑,建议马上行剖腹探查手术。术中探查发现,原来是子宫角有一小小的破裂,但出血达到了 4 500ml。如果再晚一点的话,可能连手术的机会都没有。

杨梅的冤屈这次是被洗脱了,但在这个它唱主角的江南梅雨季节,吃杨梅依然不能任性贪嘴。

二十六
生死面前的人性

我常说医生是最能见证人性的职业,真的一点也不夸张。只有在生死面前,人性的所有特点都会暴露无遗,不单是患者,更有家属。

数年前,我遇到过这样一位老人,本市近郊一位老年妇女,服用农药自杀被邻居发现。

但凡服药自杀的老人,背后大多有无法放下的辛酸。你想,这样年岁的老人经历过百年不遇的自然灾害,经历过特殊的政治时期、年少时候的困苦、中年时候的动荡,人生的一大半时间都是在艰难不易里苦熬。可以说,当下的物质与和平是熬过了多少艰难的日子才等来的,没有特殊情由,不会在理应享受天伦之乐的晚年做出这样决绝的举动。

这位老人就是这样。

老人与老伴一辈子含辛茹苦,好不容易拉扯六个孩子长大,熬过了人生最艰难的时候。晚年正赶上前些年所在的地区占地理和交通优势,经济飞速发展,这个地区的老百姓几乎"一夜暴富"。按说日子好过了许多,老人也该安享晚年。哪知打击接二连三,先是老伴去世,接着子女一个个表现出了不孝的面孔,老人不但生活上孤苦无依,精神上也备受至亲至爱子女的冷漠摧残,心灰意冷之下,自己偷偷喝了敌敌畏,被邻居送来医院抢救。

一到医院,经过评估,老人病情已经非常危重。我们当即采取了洗胃、导泻、利尿及皮肤清洗等初步处理,防止毒物的进一步吸收,同时用阿托品及解磷定等解毒治疗。下一步,要马上采用血液灌流(血液透析的一种,把血液引出来,通过特殊装置把已经吸收入血的毒物吸附出来,以达到治疗的目的)治疗,因为后者是抢救重症有机磷农药中毒最有效的方法,而且越快越好。

我们马上把一大堆面无表情的子女叫到办公室谈话。哪知,当听到老人病情危重、做血液灌流有一定风险时，一大帮子女推来推去打太极，没一个人站出来签署知情同意书。当然，在跟这帮子女打交道的过程中，在之前送来邻居的口述里，我们已经了解到子女的不孝，却不知当母亲真正性命攸关时，这帮与老人骨肉相连的子女竟然冷漠到如此地步。除了子女的素质原因，当然还有经济问题，老人虽然有农保，但做血液灌流仍需要个人承担一定比例的费用。就是这样一笔看起来根本不是数目的费用，这帮子女竟然谁都不肯负担。

作为医生，任何一条生命摆在面前都会尽一切努力，无论他是谁。我们不断地与老人子女沟通，动之以情晓之以理。然而，所有的情理在这帮子女前面都是废话。第二天，禁不住医务人员的苦口婆心，这帮子女终于协商一致集体来签字了（为啥集体来签字？这是我们再三要求的，背后的理由耐人寻味。是的，当我们在临床上遇到患者家属众多，且意见不一致时候，必须挨个签字。医生怎么知道谁是法律上的法定监护人、继承人，而他们的法定顺序又如何）。签下的意见是：不同意做血液灌流，一切后果家属承担。

尽管我们恨得咬牙切齿，但毫无办法。只能按照保守的治疗方法，做着每一丝的努力。

由于服用的农药过量，中毒太深，起初老人的病情毫无起色。但经过十来天的积极救治，老人看起来好了一些，中毒症状慢慢减轻了，但这帮子女的脸色越来越难看，这时候看到老人"好起来"，索性来都不来了。

面对这样一群子女，表面上看上去病情在慢慢好转，但我们还是担心患者会出现有机磷农药中毒"反跳"现象，反复与家人交代，他们根本没有在意。有机磷农药中毒"反跳"现象是有机磷农药中毒许多并发症之一，也就是说药物治疗开始效果很好，看似病情都很稳定了，但到一定时候会突然出现中毒症状加重，出现心跳呼吸停止，我们遇到最长的是在发生中毒后半个月左右，这一点务必请我们的医护人员注意，也必须向家属交代清楚！

虽然这种并发症发生率不高，但我们真不希望这种"反跳"在这位老人身上出现。

但事与愿违，你越怕它出现，它就越想找上你。在入院十四天左右，老人看上去好好的，与正常人差不多，各项指标也正常了，本可以考虑出院回家养病了，但突然出现了心跳呼吸停止，我们当然立即进行心肺复苏和插管，我们心里也明白，这个并发症的出现一定会给我们带来一场"灾难"。得知消息的子女，在面若冰霜、拒之千里了十几日之后，突然集体"变脸"，一屋子的子女围着毫无知觉的老人哭天喊地，一口一个亲娘你命苦，一口一句老妈你不能走，不知情的人看着这个场景无不被子女孝心感动。不单单孝心喷涌，连表面都不和的兄弟姐妹此时此刻也无比默契团结，把所有矛头指向医生,态度两点:一、你们医院有责任,前两天好好的人今天说不行就不行了。二、用呼吸机治疗贵? 用! 用××药抢救贵? 用! 不惜一切代价把我们的母亲抢救回来。救不回来? 救不回来你们看着办。拿钱来赔我们的母亲。

各位看官看到这里明白怎么回事了吗? 对了,赔钱! 他们指望着抓住老人的这个并发症跟医院闹一场,让医院赔点钱呢! 真是啼笑皆非又令人痛恨。医生这个职业看多了人性,不需要辩驳,用实力来主导这场"戏"吧。

果不其然,事情的演变随着老人病情的再一次被控制,又来了一个急转。经过一天多的努力,老人被从死亡线上拉了回来。更令人欣慰的是,随着治疗慢慢起效,老人病情好转了,神志清楚了。这时候再看前几天还呼天喊地的"孝子贤孙",一个个又黑下了脸,连床头都不会靠近一下。

眼看着患者又一天天慢慢地好起来,这一下家人又不干了,突然提出放弃抢救,难以置信。那帮不孝的子女,六个子女再一次异常团结又痛快地签下了字:放弃治疗,停止呼吸机支持治疗。

黑压压一大帮人,在医务人员和整个病区患者家属的目瞪口呆下,抬着老人一声不吭、灰溜溜地离开了医院。

连日的喧闹随着他们的离去变得格外安静,只是,所有见证这一切的人都说不出的压抑。老人最后还是遂了自己的心愿走了,她真的走得心甘情愿吗? 临死之前再一次见到了她的孩子们如此冷漠无情,还有什么可以眷恋? 是的,还有什么比亲情的毁灭、人性的沦丧更让我们痛不欲生?

农药中毒曾经是急诊科常见中毒原因之一,发病的原因多是因为家庭争吵或为生活所迫所致。近年来,随着我们这个地区城市进程的不断拓展、延伸,越来越多的农村人口进入城市,农药在日常家庭中几乎看不到影子了,所以,有机磷农药中毒发生明显下降。

但我们仍需要提醒大家,抢救农药中毒患者应注意的问题:

1. 有机磷农药中毒时,大多经过药物治疗后,病情慢慢稳定,中毒症状逐渐消失。但万万不可大意,个别患者可以在发病两周左右,出现病情突然加重的所谓"反跳"现象,出现心跳呼吸停止,死亡率极高。必须做好告知工作。如果患者一定要提早出院,也必须签字告知,这时周转率考核比医疗安全更重要。

2. 对真想自杀的患者,医师很难了解中毒的真相,例如患者究竟吃了多少农药、是不是还吃了其他的药物? 为了避免发生误断,必须告知家属需要做血液灌流,避免发生意外。

3. 另一种中毒,我称之为"爱的中毒",其实不是真想自杀,而是想吓吓对方(夫妻或情侣)。这种患者来院时往往看上去似乎很可怕,其实真喝下去的很少,也千万不要误判,避免解毒药用量过多造成不良后果。对这种患者,应单独与患者好好沟通,往往可明确事实真相。

二十七

"爱的中毒"

如何应对各种中毒,是急诊人必须学会的基本技能之一。形形色色的中毒是社会方方面面的一个体现,有人为情、有人为爱,也有人为钱为权……在这些不同的故事中,可以品味人生的酸甜苦辣,更能加深理解生命的意义。

一种"中毒"我称之为"爱的中毒",由爱而来,因爱而生忧,因爱而生怖。大家看到后一定会问这是怎样的一种毒?是的,在急诊科有一类中毒非常特殊,处理不当就会被忽悠。这类患者被急救车或家人送来时,往往家人特别着急,希望医师尽快救治。如果是农药中毒,随着担架移动,满室子和走廊里便布满了农药的味道,靠近的人有一种随时要中毒窒息的恐怖感。还没等患者救治床停稳,患者自己或家人便会不断地反复强调喝了很多的农药等,往往"精神十足",大喊大叫。但当医师做初步评估时,感到症状并不像患者诉说的那么重,这给医务人员带来了困惑,是患者的中毒症状还没有完全表现出来,还是患者夸大症状?两种情况在处理上有很大的区别,如果真的吃了很多农药,必须及时处理,需要用大量的解毒药。以有机磷农药中毒为例,必须用足量的阿托品,否则患者随时可能有生命危险。反之如果不是真的,只是患者夸大其词,或用我的话来讲叫"爱的中毒",那很可能会导致解毒药使用过量,解毒药的副作用同样会带来严重后果,甚至出现意外。

面对这种患者,我们该怎样去识别处理呢?

还是用有机磷农药中毒来举例说明。识别要点和步骤:①一般这种患者来时风风火火,到医院时欲死欲绝的样子;②患者满身农药味;③患者诉说的吃药量与表现不相符合;④呕吐物的农药味并没有那么重。有了这四点,你必须要考虑有没有那种"爱的中毒"的可能。

什么叫"爱的中毒"?这种中毒大多发生在平素非常幸福的家庭里,夫妻相亲相爱。或许是因为太爱对方了,或是太在乎对方了,因为偶尔一些小事,或怀疑对方所谓的不忠,想吓吓对方,给对方一个警告,为此就上演了上述一幕"大戏"。患者往往特别强调自己吃了很多的药(或农药),其真实的情况常常是喝了一大口,然后吐到自己身上,搞得满身衣服都是农药味,这种"爱的中毒"患者不会承认自己造假,否则起不到爱的效果。应对这种患者,我有应对"专利",非常管用,你可以试试!

应对"爱的中毒"特别讲究方法与技巧,做得好会事半功倍,否则就会前功尽弃。具体做法是:第一步,必须支开家人,特别是患者的伴侣,因为那是起因的关键。第二步,沟通,必须单独与患者进行谈话,问清真实情况。例如问患者是不是没有吃很多药,是不是为了吓吓对方的,希望告诉医师实话。同时明确告诉患者,一定要相信我们,讲实话我们会一起帮她演好这场戏,一定会帮他或她来教训一下对方,也一定会做好保密工作,只有天知地知,患者知医师知。第三步,如果这样的沟通还是不肯透露实情,就说解毒药有副作用,解毒药使用过多会造成很多后遗症,我们这样做是为他或她好(大多患者经过认真考虑会说出实情)。第四步,经过上述处理,若有一部分患者还是不肯说出实情,最后一招就是吓。例如说吃了那么多的药,一定要洗胃,洗胃管子很粗,说不定会把患者牙齿搞落下的;洗胃管从患者的鼻子里塞进去,再到胃里,鼻子也可能从此歪了,严重的会破相的。一定要讲得越可怕越好,同时说一些替她或他打抱不平的话,也非常同情她,并再次强调,一定会帮着一起完成这项光荣的使命,演好这场戏。说白了,这种"爱的中毒",就为了吓吓对方,不是真正想离开世界,只要判断没有错,一切问题就会迎刃而解,会取得意想不到的效果。当然事后必需演好戏,要狠狠批评患者的家属,帮患者讲好多好话,让患者得到心理上的满足。

当然这些只是对虚枪型的"爱的中毒"有效;对另一类实枪型的中毒,"革命立场"特坚定的,抵死不交代的,那我们只有尽快做血透治疗,以免贻误病程。

这是应对"爱的中毒"的小小体会,希望对大家有用。

二十八
急救的妙招

医学发展到今天,有很多仪器设备代替了我们的耳朵、眼睛,甚至大脑,它们把更加精准的患者身体信息传递给我们。我想这不仅是病患的幸运,也是医者的幸运。当然,地区之间、上下级医院之间,医疗设施设备依然存在很多差异,这也是我今天要分享给大家一个小妙招的初衷。尽管时隔30余年,我相信它在无法依赖先进的检测设备时,可以帮到大家。

20世纪80年代初,结束大学学习阶段的生活,我回到宁波某大医院开始临床实习。那时真是一腔热血,虽然家与医院一隔之遥,但我几乎不回家,每天泡在病房里,夜里就在办公室写字台上睡。也是这样一年,学到了许多书本上学不到的知识。

清楚记得有一天,医院的内科病房收了一个有机磷农药中毒的患者。为了对抗农药毒性,老师用了大量的阿托品(那时候没有血液灌流治疗)。阿托品虽然具有强烈的解毒作用,但其副作用也非常大。很快,患者意识不清,极度烦躁。为了确保患者安全,医生护士齐上阵,用数条床单做成约束带,试图将患者约束住。然而毫无效果,患者不断挣扎,最后连静脉输液都无法进行下去。万般无奈,只得放弃了阿托品,改用东莨菪碱(另一种对抗有机磷农药中毒的药物)进行治疗。因为后者化学结构上有个氧桥,可以通过血脑屏障,发挥其另外具有的镇静作用。但是,东莨菪碱对抗有机磷农药的作用强度比阿托品要小得多,为了维持解毒效果,必须大剂量使用。老师们守在患者身边,一边调整剂量一边严密观察,最后剂量达到100mg,1次/5min,才能维持药物作用。

当时东莨菪碱包装只有1mg一支,要确保每5min推注100mg,简直是不可能完成的任务。所有值班人员,加上留在科室里的实习生全部上阵,不停地重复着划、拗、抽的动作,依然来不及。到最后都来不及一支一支地用砂轮,药盒子一打开,砂轮从盒子一头划到另一头,又马不停蹄一支支打开针剂……夜半时分病房里可谓热火朝天。就这样一个晚上总算熬了过来。

接下来的问题是,我们如何来评价患者血液中农药的浓度,如此大的剂量治疗要维持多久? 当时要化验患者的血胆碱酯酶是非常不容易的,测血中农药的浓度更是不可能。唯一的办法就是在床边一刻不放松地紧盯着,这样的治疗势必耗费大量的人力和时间。第二天晚上,这样的情形继续,大家尽管信念一致,但疲惫不堪,更无可奈何。

我也不知怎么了,就在那时想到去拿个实验的兔子来。于是半夜三更冲进了与太平间毗邻的医院动物房里,在幽暗的灯光下,忍着异味与恐惧,摸了两只兔子回来。

拿兔子来干什么?

学过药理知识的都应该知道,有机磷农药会引起平滑肌的收缩。哺乳类动物的眼睛里那咖啡色部分的主要成分就是平滑肌(虹膜),而兔子的眼睛又很大,当含有有机磷农药成分的液体滴入兔子的眼睛时,我们可以根据其瞳孔收缩的速度、来观察液体中有机磷的浓度。

我们马上从患者的胃管里抽出胃液滴到兔子的眼睛里,结果发现兔子的瞳孔就迅速缩小了。我们兴奋得手舞足蹈,这个结果告诉我们患者的胃内有机磷农药的浓度还较高。于是我们就立即再进行洗胃治疗,洗到一定的量,再用胃液滴兔子的另一个眼睛,发现瞳孔不会缩小了,就暂停洗胃。过了一两个小时,再从胃管中抽出胃液再试,发现兔子的瞳孔又缩小了,再次洗胃治疗……不断地重复,最后发现抽出的胃液没有这种作用,患者的用药量也慢慢减少,两个可爱的实验兔被"折磨"了一天,最后成为患者转危为安的头号功臣。

通过这种方法,对有机磷农药可以通过消化道黏膜重新分布到胃黏膜有了新的认识,是不是需要反复洗胃来促进毒物的排泄是值得我们思考的。

时隔 30 余年,在现代医疗的大环境下,这种相对原始的方法还有没有应用价值? 我想答案应该是肯定的,至少对基层医疗机构,尤其是偏远地区的医疗机构,在没有办法监测血中有机磷农药浓度条件的医院是一种有效的补充,这算不算是精准医疗最早的一种探索?

我们尽管可以完全放心享受医疗设施设备发展带给我们的便捷、精准,但医学依然更多依赖着经验的积累。当有一天,我们被放在了一个没有任何辅助设施的环境里,我们还能行医吗?

二十九

中暑救治观念引发的"风波"

　　时值酷暑,急诊碰到中暑的患者越来越多。今早我正准备查房,只见急诊大厅外匆匆推进一个患者。"患者上班时突然头晕伴呕吐,后出现四肢痉挛"接诊医生快速汇报病史。只见该中年男性患者,全身皮肤湿冷,呼吸急促,血压偏低,体温40℃,我马上意识到这很可能又是一例中暑。据家属说患者既往健康,平日在鞋厂上班,工作环境不通风,近日连续加班熬夜,这更加证实了我的想法。

　　于是,在完善各项相关检查的同时,我按中暑的救治方案予退热、补液等治疗。就在一切常规程序有条不紊地进行时,管床护士小西气呼呼过来说:"主任,患者家属死活不让输液! 怎么办?"家属在旁神情凝重地说:"热毒气痹进去了(温州方言,中暑的俗称)再输液会出人命的,你们应该赶快刮痧才对""胡扯! 这都是民间不科学的传说,中暑严重的首先就要补充液体。"我耐心解释中暑输液的重要性,他们仍半信半疑,这时患者血压逐渐下降,呼吸更加急促,在我再三劝导下家属才同意输液。很快各项化验检测结果均提示为中暑,而患者在治疗后血压也基本恢复正常。家属这才对我们表示信服。

　　科室年轻医生困惑地问我:"为什么很多患者说中暑了输液会有生命危险? 有没有好的解决办法?"这个非常现实的问题其实一直困扰着我们急诊医生。每逢夏天看病,遇到中暑和输液问题都需要向患者耐心解释,然而却往往得不到理解,一旦出现输液反应或其他意外,患方一定会认为与此相关,常常引起医疗纠纷。因为在温州民间,中暑不能输液的传统观念在老百姓心中已是根深蒂固,即使每年夏天我都在报上写些有关中暑的科普文章,也于事无补。

　　中暑是指在暑热天气、湿度大及无风环境中,患者因体温调节中枢功能障碍、汗腺功能衰竭和水、电解质丧失过多而出现相关临床表现的疾病。轻症表

069

现为口渴、食欲缺乏、头昏、多汗、疲乏、恶心及呕吐、心悸、脸色干红或苍白,注意力涣散、体温正常或升高等;重症会出现抽搐昏迷及全身衰竭。中暑的核心问题是患者的体温过高,打个比方,人体主要由蛋白质构成,当在高温环境下,患者不能通过发汗等手段降低自身的体温时,体温会越来越高,人体就会像鸡蛋一样烫熟,那时抢救非常困难。

中暑救治一个很重要的原则是中医说的热者寒之,也就是说一定要想尽一切方法,把患者的体温降下来,避免高热对人体的"烧烤",防止人体被"烤熟",这是非常重要的!那么降温的方法有哪些呢? ①让患者脱离高温环境;②通风,尽快通过流动空气降低环境温度从而达到给患者降温的作用;③用冰水擦洗患者的皮肤,当患者特别危重时,需要用冰水灌洗胃肠道及补液等,尽快降低患者深部的体温。中暑患者因为在高热环境下,出汗过多,由于外周皮肤等部位血流减少,不能很好地通过皮肤这个正常途径散发人体的热量,重者昏迷,甚至会出现全身器官功能衰竭而危及生命。不管轻症还是重症,机体都会处于脱水状态,这时补液显得尤为重要。

温州为什么在民间普遍会有"中暑不能输液"的传说,无从查起。我请教了一些老中医,他们推测可能与以前医疗设施相对较差,一些属于药物过敏没被及时救治或某些较危重疾病被误认为"中暑"等有关,根本与输液毫无关系。"中暑不能输液"根本无任何科学依据。

为什么民间"中暑"时都会先想到去刮痧? 对于刮痧,我丝毫无任何诋毁之心。中医刮痧对于轻的先兆中暑确实有一定疗效。因为刮痧可以扩张毛细血管,增加汗腺分泌,帮助散热,促进血液循环。但如果是重症中暑,那么只能是起到一定的辅助作用了。老百姓认为刮痧后如果有皮下"紫黑色痧点",就认为必有中暑,而且这些"痧点"就是毒素。所谓刮痧就是用外力让皮下毛细血管破裂、出血,"痧点"就是皮下瘀血,并不是排出的毒。中暑也跟毒素没有任何关系。正常人刮痧,也会有这种"紫黑色痧点",不信你可以试试。

类似事件,说明给公众提供精准的健康知识是何等重要。

(本素材由温州医科大学附属第三人民医院钱松泉提供)

三十

中暑救治观念引发的"风波"（续）

上一篇急诊科故事《中暑救治观念引发的"风波"》引起了公众的高度关注，中暑患者要不要补液是引发这场争论的关键。多数公众认为通过这期的日志学到了不少知识，也有少部分公众对这个问题有不同的看法。这是我们希望看到的局面，我想只有通过讨论和争论，大家才会更明辨事理，只有这样，公众才能准确掌握中暑的相关知识。

为了更好地说明这个问题，先把一些读者反馈的信息转摘如下：

"中暑要急救，要赶紧通风、刮痧和降温。输液太慢了不是急救。"

"我遇到一个这样的孩子，当时中暑脸色苍白、嘴唇颜色也变了，人看上去好像没有知觉。我婆婆马上帮这个孩子刮痧，刮后脖子都发紫了，刮时孩子一点感觉都没有，刮完孩子好了。"

"我觉得民间说不能输液可能和输液的速度有很大的关系。中暑引起了发热、心跳加速、末梢循环障碍，假如一开始不控制好速度就可能出事故。个人观点，仅供参考。"

"中暑急救应中西医结合使用，先用中医点穴、用针放血、刮痧、推拿，然后再进行西医输液是最好的治疗方法。"

"半信半疑，因为只听说输液导致中暑患者死亡，而从没听说刮痧导致中暑患者死亡的……"

"作者的中暑概念就有问题，常见中医中暑，是外界湿度过高导致汗腺功能异常，使汗无法排出，所以没有存在电解质异常，就像人体肾功能异常，小便没有排出，你给他输液，当然对肾损伤更大。关于人体刮痧拔罐后的肤色，作为临床医生要仔细观察，寒、湿、瘀、热等颜色确实不同，真正正常的体质肤色不会有异常的，怕的就是你将其他的颜色当作湿证，得出所有的人都有瘀证。"

071

以上这些观点都提出了很好的问题,也是值得我们思考。为了更好地说明中暑患者能不能补液这个问题,还是从我亲身经历过的一件事说起。我高中是七五年毕业的,当时在家待业,没事可干,有一次偶然的机会,经人介绍打一天工,特别辛苦,一天的工钱是 12 元人民币,大家可不要小看这 12 元钱喔,在那个年代这 12 元钱可以好好过上一个半月。我要干的活是宁波某玻璃厂土基工程,从早上 6 点半开始,一刻不停地用铁铲拌水泥石子,一直干到晚上 9 点半。这整整 15 个小时,可是在高温(没有任何降温)条件下作业的。其中,让自己一辈子不能忘记的是,在这 15 个小时中,自己总共喝了约 56 000ml 的盐开水(共 56 杯,每杯是 1 000ml),身上披的衣服渗透了汗水,就是这 56 杯含盐的开水,救了自己,没有发生中暑。回想起来,自己防止中暑的措施是非常准确的,符合中暑处理的关键点。

什么叫中暑? 中暑是指在高温环境下,由于热平衡和/或水盐代谢紊乱而引起的以中枢神经系统和/或心血管障碍为主要表现的急性疾病。也就是说,发生中暑有 3 个要素:高温环境、热平衡和水盐代谢紊乱。当然没有高温就没有中暑,在高温环境下,人体在生理活动中产生的热量不能通过周围的环境散发出去,人体内温度逐步升高,时间一长就会引起人体的体温调节中枢功能障碍。大家要知道,人体许多重要功能是由蛋白质执行的,长时期在高温环境下,人体的蛋白质就会变性。打个比方,好像一个鸡蛋,在炎炎夏日下会被烤熟,所以中暑时就会出现一系列功能障碍,严重时会危及生命。当然中暑时,还有热辐射等其他因素参加。

正常人体是怎样在高温环境下调节体温的呢?

在高温环境下,人体为了散发热量,最有效的途径是通过出汗来完成,汗水的挥发会带走大量的热量。任何人都有体会,如果患病发热时,用了退热药,出一身汗,体温自然会下降了。但在高温环境下,汗出了太多,但不及时补充水分的话,人体散热能力就会明显下降,同时由于体内水分的缺乏,人体为了保证重要脏器的血液循环,就不得不牺牲皮下血管,皮下血管就会收缩,人体内脏部分的热更难通过皮下毛细血管散发出去,中暑就随之发生。当然,人体还可以通过辐射方式来散发人体过多的热量。冬天,人体与环境温差大,散热就非常容易;但在夏季或高温环境下,人体的体温不但不能通过空气传导出去,反而会吸纳很多热量,这时就会中暑了。

轻度中暑时,可以到阴凉处,最好是通风良好的地方,补充点液体或刮痧等,出点汗就慢慢会好转。当重症中暑时,特别是体内缺水时,除了降温外,补液当然是非常重要的!

刮痧是民间常用的治疗中暑的方法之一,对轻度中暑有一定的治疗效果。现代急救技术还有冰盐水灌肠降温法,甚至可以用血液透析等方式来治疗重症中暑。

　　到现在,你还会相信民间传说:中暑不能输液吗?

　　我们当然欢迎继续讨论。

三十一

当糖尿病遇上肝硬化

　　糖尿病遇上肝硬化的时候,可以套用一个歇后语,叫"猪八戒照镜子——里外不是人",为什么这样说呢?还是从一个病例说起。

　　患者女性,74岁,因"反复呕血黑便10年,再发黑便2天"入院。患者10余年来因"肝硬化失代偿期、门静脉高压、食管-胃底静脉曲张"反复发生呕血、黑便,多次于本院和外院住院治疗。急诊拟"肝硬化上消化道出血"收治入院。患者15年前发现有糖尿病。

　　对于这样一个患者,治疗自然是要首先给予止血治疗。鉴于患者有糖尿病病史,自然要降糖治疗。但肝硬化与糖尿病并存时,治疗上有其特殊性。

　　肝脏是调节血糖浓度的主要器官。当饭后血糖浓度升高时,肝脏利用血中的糖合成糖原(肝糖原约占肝重的5%)。过多的糖可加速磷酸戊糖循环(一种把糖转化为脂肪的生化途径),把过多的糖在肝脏转变为脂肪,从而降低血糖,维持血糖浓度的恒定。相反,当血糖浓度过低时,肝糖原分解及糖异生作用(把脂肪或氨基酸转化成糖)加强,生成葡萄糖送入血中,调节血糖浓度,使之不致过低,这些过程主要是在肝脏内进行的。当肝硬化时,血糖调节能力就会明显下降,很容易引发低血糖。

　　肝硬化引发的大出血在相关日志中已经有描述,在此不再多述。当肝硬化出现消化道大出血时,为了防止食物对破损血管的影响,禁食是必须的,但同时会带来另外一个问题:患者的能量如何补充才能够保证患者的需求?这也是临床不可回避的一个问题。补充能量可以通过补充蛋白质、脂肪及葡萄糖等来实现,但补充蛋白质特别是白蛋白,在肝硬化急性出血期易引起血容量的扩张及血压升得较高,从而易造成再次出血。脂肪乳剂又对肝有一定的损害。所以这样的患者,在急性出血期除适量补充蛋白质外,能量来源肯定主要得依靠葡萄糖了。问题又来了,患者有糖尿病,每天还要补充200~300g的葡萄糖,自然需要在密切监测血糖的同时加入适量的胰岛素,以防因血糖过高而引起的其他并发症。

我们在给患者输注葡萄糖的同时,给予极少量的胰岛素(2 瓶 5% 葡萄糖 250ml 中各加 2 单位普通胰岛素,1 瓶 5% 葡萄糖 500ml 中加 4 单位普通胰岛素)。这种用法其实非常保守,不过我们宁愿严密监测血糖,随时调整胰岛素剂量,也不想让低血糖发生。令人意外的是,患者出现了幻觉、意识模糊,排除了其他因素后,确定是低血糖引起的意识障碍(在急诊科有不少低血糖患者以精神症状为首诊的,我们不少医师吃过苦头),经过仔细检查,最后发现还是低血糖惹的祸,给了一点点葡萄糖,患者就转危为安了。

对于肝硬化引起的消化道大出血患者,如何补充葡萄糖我们一直是比较小心的,当肝硬化合并有糖尿病时我们会更加小心,后者不但要防止糖尿病加重,同时要注意肝血糖调节能力下降而引发低血糖的可能。没想到最后还是发生我们不愿看到的结果。

但事情发生后,引发了很大的争议,患方家属对当时注射胰岛素有很大异议,坚持认为是我们用了胰岛素造成的后果,是我们延误了患者的病情,增加了患者医疗费用。事实我们必须承认,患者在住院期间发生了低血糖,那么是不是我们用了那么一点胰岛素的问题呢,还是因为有肝硬化,患者本身调节血糖能力实在太差的问题? 反之,如果对一个糖尿病患者,在静脉输注葡萄糖时,我们不用胰岛素,患者血糖太高引发昏迷怎么办? 这真叫"猪八戒照镜子——里外不是人"。

今后当我们再次面对肝硬化引发上消化道大出血同时有糖尿病的患者,除了加强病情告知及沟通外,还有什么值得改进的地方? 还有什么方法能更好地平衡二者之间的利弊?

不要小看这个问题,生命面前,从无小事。

三十二

当心你家中的植物中毒

现在的人，吃菜都讲究个"纯天然"。有些讲究的人，嫌菜场里的菜不够"纯天然"，会去野外挖野菜吃，天生天长，又不施化肥农药，还有比这个更绿色更健康的吗？

听起来是不是很美好？但这一定要有个前提，就是必须确保采来的"野菜"没有问题。野外的植物这么多，有的植物长得很像，一不小心，就有可能错把有毒植物挖回家吃掉了。

比如宁波有位龚阿姨，本想挖个野生芋头回家尝尝鲜。结果，不是什么野菜，而是"滴水观音"，一口就把自己"吃"进了医院。

河边拔来的"野生芋头"，尝了一口就喉咙发麻。

事情是这样的：龚阿姨今年 52 岁，金华人，两年前来宁波帮儿子带孙子。

前两天的端午小长假，龚阿姨一家人开车去仙居玩。在一条小河边，龚阿姨眼前一亮，河边浅水处有一大片植物，绿色大叶子，粗根茎，哟，这不是野生芋头吗！

她还特意弯下腰仔细看了看，确定就是野生芋头，"以前在老家经常看到，没错的。"

野生的芋头肯定健康啊，龚阿姨就挽起裤腿，下水拔了几个，高高兴兴地带回了宁波。

前天晚上，龚阿姨把这几个"野生芋头"给烹了，要做一盘红烧芋头。刮皮的时候，"芋头"还有白色黏液分泌出来，跟正常的芋头一模一样的。为了更美味，她还放了几根辣椒。

红烧芋头快出锅了，龚阿姨夹了一块放进嘴巴想试下咸淡。结果刚咽下去，她就感觉到嘴巴、喉咙一阵发麻。

她以为是辣椒太辣了，就猛喝了几口水，但没过几分钟，胃胀得难受。她这才意识到，可能是吃的那块芋头不对劲。

这时候，恰好儿子下班回到家，龚阿姨把情况一说，儿子马上上网查询。他发现，龚阿姨极有可能把滴水观音的根茎当作"野生芋头"给误食了，她出现的症状是滴水观音中毒表现。

儿子立刻把龚阿姨送到了宁波市第一医院急诊科，急诊医生立即用药治疗。

"芋头"原来是"滴水观音"。

根茎中的成分会引起喉头水肿。

好在龚阿姨只吃了一口，送医院也及时，经过救治，昨天上午，已经没有大碍。

昨天，宁波市第一医院急诊科副主任贺鹤群说，误食滴水观音中毒的病例并不多，这是今年的第一例。

"滴水观音"也叫"滴水莲"，因为能净化空气又好养，很多人家里都会养。但这种植物有毒。

"它的根状茎含有一种刺激性有毒成分——皂草毒。汁液的刺激性很强，如果皮肤接触，会导致瘙痒或强烈刺激；眼睛接触可引起严重的结膜炎，甚至失明，中毒后以口腔和咽喉的局部症状为主，严重者喉头水肿，可以导致气道堵塞引起窒息死亡。"贺主任特别说，"如果家里养了滴水观音，注意不要触碰和食用它的汁液，修剪时也尽量戴手套，以防止接触性中毒。如果家中有小孩儿，就尽量不要养这种植物了。"

另外，滴水观音生长在含水量大的土壤里，便会从叶子上往下滴水，这"水"就有毒。特别是在早上，像滴水观音这类有露珠的植物，尤其不能触碰，因为此时的露珠大多是植物代谢的产物，毒性最强。

像龚阿姨这样，把"滴水观音"当芋头吃掉，如果不是送医及时，真的很危险。

这些植物，家养时要小心！

虽然我们在工作中偶尔有遇到类似中毒案例，但作为医师也了解甚少，即使是植物学家，也不可能知道所有的植物毒性和引起中毒的主要成分。不随便食用家养或野外的不知名植物，才是预防植物中毒最好的方法。

生命不可复制，不要随便贪食。

三十三

面对生命垂危，施救还需要理由吗？
——河豚中毒引发的思考

　　河豚（又称"河鲀"）肥美、洁白如乳、丰腴鲜美、入口即化、美妙绝伦。古代有称河豚为"西施乳"的说法，民间也流传着"遍尝世间鱼万种，唯有河豚味最鲜""一朝食得河豚肉，终生不忘天下鱼"的说法，赞美之词远不止于此，更有"拼死吃河豚"的谚语，可见河豚味美已是世人皆知。

　　"拼死吃河豚"这句话还真不是玩笑说说，前段时间我们宁波就发生了。

　　有一位村民偶然抓到了12条野生的河豚，很是高兴，就带回家养了一段时间。他不是不知道野生河豚有剧毒，不过他以为就跟蛤蜊、螺蛳一样，回家用清水养养，它们就会把泥沙、毒素排干净了。几天以后，兴致勃勃地做成了一大锅味美无比的红烧河豚，全家上下大快朵颐。他倒是还留了点心眼，鱼肉让给家人吃了，自己专拣河豚肝吃，那个味美，一口都舍不得放过。殊不知这一刻过足了嘴瘾的他，已经陷入了死神布下的"局"。

　　河豚的肝脏到底有多可怕？河豚含有一种叫河鲀毒素的东西，是一种无色针状结晶体，属于耐酸、耐高温的生物碱，是自然界毒性最强的物质之一，其1/5 000万g，就能在30分钟内致人神经麻醉，人体的最低致死量为0.5mg。河鲀毒素主要分布在河豚的内脏，其中以鱼的肝脏、生殖腺含量最多。

　　果不其然，几分钟后患者感到口唇发麻、全身乏力，他意识到事情不妙，赶紧跑到村里的医疗服务点。首诊（第一个接诊）医师与患者是堂兄关系，虽然当时患者一般情况还好，但医师还是意识到了问题的严重性，赶紧拨打了120。这是个偏远山区，救护车紧赶慢赶，等到村子里时已经过去了半个小时。

　　正要把患者往救护车上送的刹那，患者心跳呼吸停止。就地抢救，运气还好，十几分钟后心跳呼吸恢复。救护车再拼命赶路，总算得以将患者平安送到了县人民医院。医院也不敢马虎，重症监护病房全力以赴。哪知道一天后，家属突然提出了转上级医院进一步抢救的要求。按理说，危重患者要转上级医院寻求更好的医疗是人之常情,可是这个患者的情况根本不允许。院方给家属仔细分析了转院的风险及其中利弊,从医疗急救角度来讲,这位患者是非常不合适长距离转运的,风险大于可能收获的利益。但家属救人心切,无论医务人员如何好言相劝,他们根本听不进去,毅然决然地签字离院。最后患者在半路遗憾离世,最后一丝成功的希望完全破灭了。

看似一个诊断处理非常正确的案例,没想到事后还引起了一场大的医患纠纷。家人对于这场灾难,并没有对自己的无知进行深刻反省,却反过来指责医务人员没有及时抢救。最先发起责难的是那位首诊医师,他经过仔细别有用心的"探查",发现那天救护车上的随车医生虽然经过院前急救培训,获得了院前急救资质,但因为毕业时间不长,还没有获得医师执业资质。这个消息让死者家属如获至宝,掀起了一场巨大"风浪",到处投诉,给随车救护医生带来了极大的心理压力。我们先来梳理下本案例每个环节,看看问题到底在哪里?

1. 患者死亡的根本原因是河鲀毒素所致,是由患者及本身的无知造成。这点毋庸置疑。

2. 患者在出现口唇麻木、全身乏力后第一时间去村里医疗点,但首诊医生在明知其食用了河豚的情况下,并没有按照基本医疗常识对其进行洗胃、导泻等处理。大家要知道,河鲀毒素中毒没有特殊的治疗方法,早期洗胃和导泻是防止毒素进一步吸收的关键,也是抢救成功与否很重要的第一步。因而此处存在医疗缺陷。

3. 患者在上救护车前突发心跳呼吸停止,所幸被急救人员在第一时间复苏成功,抢救及时,也为后续抢救提供了可能。

4. 患者家属在院方再三表明转院风险太大的基础上,不听专业人员的劝阻,强行转院,导致患者失去了最后一丝抢救的机会。类似悲剧上演太多,令人痛心却无奈。

通过以上 4 个环节的梳理分析,我们可以清楚地看到,该病例救治过程中医疗上的缺陷在于没有通过及时洗胃、导泻而阻止毒素进一步吸收。我们也可以理解,这位首诊医生后续去"追查"急救医生资质问题,应该是在将矛盾转移。

当然,我们也要反思救护车随车医生的执业资质问题。遗憾的是,由于家属的不依不饶,相关行政管理部门要严肃处理随车医生资质问题,却没有去追究首诊医生的问题。我们之所以觉得遗憾,是因为在大陆,120 急救医生的匮乏已经是无法回避的现实。急救医生承担着多么重要的责任,可现实中他们不但工资待遇低、职称晋升压力大,而且工作强度特别大,不但要承担急救工作,还要承担抬担架的任务,任由谁,无论精神还是体力,都是无法长时间承受的。在我们身边,发生过随车急救医生抬患者时,自己发生急性心肌梗死的悲剧。如此重要的角色却严重短缺,试问,老百姓的生命如何在第一时间得到可靠保障？

我们更加要反思 120 急救医生的培养体系。当前，我国内地 120 急救医师要求是，大学本科以上学历，参加工作后要进行为期 3 年的规范化培训，才能获得执业医师证，才有资格合法上车，参加随车急救工作。看上去这个制度的实施非常有利于急救医生的成长，但事实上，在 120 急救医生如此短缺的现实情况下，好不容易招到的人却没有办法立刻获得职业资格，好不容易过了 3 年规培期，经受了职业艰难的急救医生却转行了。这些年我们的 120 急救医生招聘一直在继续，但离开这个队伍的人数也不断在上升。

我们看看香港的急救力量，尽管急救车上大部分急救员都是志愿者，没有什么医学背景，但是他们经过严格的培训、取得上岗证后就能职业。这种门槛不高但这种急救员培养体系保证了随车急救员队伍的年轻且有活力，也更好地保证了抢救的效率和院前急救的可持续发展。

回过头来再看看即将被处罚的那个急救医生，我们该处罚的到底是医生，还是制度本身？即便是一个没有资质的人，只要他实施了抢救，他也错了吗？

让我不得不再次想起 20 世纪 80 年代发生在比利时布鲁塞尔的一个经典案件：一名女子在半夜不慎掉下露台身受重伤，一名路过男子发现并洗劫了这位毫无反抗能力的受伤女子，但他又不忍女子伤重而亡，于是选择了报警后离开。接下来受伤女子获得营救，但作案男子也被抓获并予以起诉。最终法庭在经过激烈辩论后作出了该男子无罪释放的判决。当时法官是这样陈述的：每个人的内心深处都有脆弱和阴暗的一面，对于拯救生命而言，抢劫财物不值一提。

这句话，有没有触动到应该被触动的人的心？

后　记

经过近一年的努力，最后我们打赢了官司。

一年后，我国的民法总则终于出台。《中华人民共和国民法总则》* 于 2017 年 3 月 15 日，第十二届全国人民代表大会第五次会议通过。第一百八十四条规定："因自愿实施紧急救助行为造成受助人损害的，救助人不承担民事责任。"这一善意救助者责任豁免规则，被称作"好人法"，其用意是鼓励善意救助伤病的高尚行为。

如果早有民法总则，我们的维权会容易得多。

---

 * 2020 年 5 月 28 日，第十三届全国人民代表大会第三次会议表决通过了《中华人民共和国民法典》，自 2021 年 1 月 1 日起施行。《中华人民共和国民法总则》同时废止。上述"第一百八十四条"内容不变。

三十四

无奈的选择

我曾经在《从医 30 年最艰难的抉择》一文谈到,一个大面积肺栓塞的产妇和她那才三天的儿子,在我们超越了诊疗指南范围之外挽救生命的病例,文章一度引发圈里小伙伴们的热议。法律与人文面前的抉择是个千古难题,也是医者职业生涯里无法避开的鸿沟。本期分享给大家一例更极端的、无奈与痛苦的选择。

时间回到三十多年前的一个初夏的上午。上海瑞金医院的急诊科显得比较平静,这家全国著名的大医院每天迎来送往的大部分是来自各地的危重患者,眼前平静实在难得。一个来上海学习的年轻医生暗自祝愿这一天好运。是的!医生忙的背后,一定是有人遭受痛苦或不测。

平静的时间突然被打破,急促信号来自呼吸科急诊。年轻医生看到患者时,一下子紧张起来。眼前这位 80 多岁的老伯,非常消瘦,胸廓瘦长,前后扁平,两胁部的肋骨中下部略凹,下部又外翘,整个胸部像一个鞋底形的甜烧饼。再看看他的脸,灰白中泛着青,皱纹间夹带着创伤,一副鲁迅小说中的孔乙己的凄惨模样。老人呼吸已经极其困难,大汗淋漓,说不出话来了。尽管他瞪着眼睛拼命张大嘴巴,但无济于事。

稍有经验的医生看到这副模样,首先想到是不是发生了张力性气胸。年轻医生立即迎上进行检查。当听诊器放在患者胸部时,年轻医生眉头一拧,一脸狐疑。一般情况下,张力性气胸一侧肺是听不到呼吸音的,或很低。这种情况一经确诊,需要立即胸腔穿刺,时间来不及也可以用一枚针头直接刺进胸腔迅速减压。只要处理及时可以转危为安的,这是临床上常见急救张力性气胸的一种手段,作为急诊科医生时常会遇见类似病例。

但没想到眼前的老人情况并非如意料。虽然两肺呼吸音很低,但基本是对称的,这不符合张力性气胸的诊断标准。这下年轻医生迷茫了。眼前患者的症状如此严重,诊断却陷入了迷雾。此时此刻患者的表现年轻医生看在眼里,心都提到了嗓子眼儿。到底是不是张力性气胸必须马上作出判断,张力性气胸容不得半点处置迟疑,这是会要人命的。想到这里,年轻医生的汗就流下来了。

什么叫张力性气胸?张力性气胸是因较大的肺气泡破裂、较大较深的肺裂伤或支气管破裂,裂口与胸膜腔相通,且形成单向活瓣,吸气时空气从裂口进入胸膜腔内,而呼气时活瓣关闭,腔内空气不能排出,致胸膜腔内压不断升高。打个比方,胸腔好像是一个球体,不断地向内充气,只进不出。最后,心肺会被完全压扁。

张力性气胸十分危险必须及时处理,否则患者会严重缺氧迅速死亡。

一旦考虑气胸可能,按常理是需要拍一张胸部 X 线片,才能明确胸腔穿刺部位。但眼前这位老伯病情十分危重,并迅速恶化,患者脸色由灰转紫黑、满头大汗、意识完全丧失,呼吸在慢下去、监护仪的心率从 100^+ 次/min,迅速下降,80、60、50、40,一切的一切都在告诉医生,如果不能采取果断的措施,眼看患者就要在 10 秒左右出现心跳呼吸完全停止,生命就会终结。这时年轻医生的呼吸也同样急促,感到天都快要塌下来了,一边看着迅速下降的心率,一边重新对患者胸部快速检查,左下胸部叩上去发出的声音似乎更洪亮一点(专业叫鼓音,像叩击在鼓上,提示气胸可能)。

没有时间犹豫了,老人已经命悬一线,心跳停止了。年轻医生心一横,拿起一枚较粗的针,对着老人左下胸壁就扎了下去,只听到"嗤嗤"一声,一股气流冲破小小的针孔,喷涌而出。老人随即深深吸了两口气,不到一分钟时间,心跳就奇迹般地又慢慢出现了,脸色渐渐由黑转白,慢慢红润了,最后一搏终于成功了。没想到老人醒过来后说了一句带着浓浓宁波口音的上海话:谢谢侬!原来是宁波人(儿子是瑞金医院骨科教授)。

事后明确患者有肺结核病史,胸腔有粘连,左下部发生局限性张力性气胸。

这个年轻医生就是我,那年我三十刚出头,眼里心里简单到只有治病救人!这是一次意外的成功,曾给自己带来短暂的欣喜,但更多的是痛苦的思考,二十多年了一直没有忘怀。

对于这样一位胸闷气促患者,到医院已经非常危重,作为医生许多疾病要考虑的,如气胸、肺栓塞、急性心力衰竭、急性心肺梗死、血管夹层动脉瘤等,但常常有些病例根本不可能给医生做鉴别诊断和做一些最基本检查的时间,甚至连问患者怎么起病的时间都没有,只能靠医生的直觉来判断。就本例来说,患者到急诊科的 1~2 分钟之内,就要走向生命的尽头,医生只能凭借非常有限的资料来决断。这种决断有非常大的不确定性,医生面对的不是商品,而是一个活生生的生命,对人来说生命只有一次,这是作为医生的无奈与痛苦,医生必须做出选择,要么成功,要么失败,这就是医生这个职业的真实写照。

大家有没有想过,如果不是局限性气胸,如果判断错误,后果是很难想象的,你这穿刺可能会直接刺破原本好的肺,患者也一定会更快走向死亡。或许你的病史记录是很清楚,左侧呼吸音低,有特征性气胸表现,不会承担医疗后果,即使是你穿刺引起气胸,做尸体解剖都没有办法证明是你的穿刺所致,但你自己会有心理阴影吗?即使成功的我,这二十多年一直还在想:如果失败了,我会怎么样?

另外一方面,也可以选择不做,不去冒险做穿刺,同样在法律上也没有任何责任,因为在没有明确诊断前,没有拍胸部 X 线片或 CT 明确有气胸前,不做穿刺同样是合理的,如果患者走了,会留下遗憾吗?我经常会问年轻的医生,大多回答说会选择后者,没有证据不做穿刺!也常有人会问我,如果下次再遇到类似病例,你还会选择穿刺吗?我同样没有办法作出肯定的回答。

本例只是医学中其中一种选择,其实在临床上每天都可能有类似的选择。

自从懂事起,感到生活就不再是一件简单的事情。从事医学这个职业,觉得会更难,因为要承担的东西太多。

从医是艰难的,难在选择;从医艰难,难在不敢坚持选择;从医的艰难,难在需要不断地选择。

这是作为医生必定会遇到的无奈与痛苦的选择,因为你是医生。

三十五

险恶的"Q-T间期延长综合征"

Q-T间期延长综合征(Q-T prolongation syndrome)指心电图提示Q-T间期延长、室性心律失常、晕厥和猝死的一组综合征。一旦发生,特别是当Q-T间期特别长时,随时可能会出现猝死,非常险恶。

为了把问题讲清楚,先来给大家解释一下什么叫Q-T间期。心脏有一整套完整的自动化控制系统,不断有规则地发出电信号,这些电信号指挥着心脏有规律地搏动。每一次电信号传输就会引起一次完整心房心室收缩,把心室内的血输送到动脉内,维持人体正常生理需要,随后心脏就会舒张,重新吸纳新的血液,以备下一次搏动时有足够的血液搏出。每一次的心脏收缩与舒张过程用心电图机来记录,这段时间就叫Q-T间期。

正常心脏Q-T间期不能过长。因为不同的心肌细胞从收缩到恢复下一次搏动时间是不同的,如Q-T间期过长,会进一步放大不同心肌细胞恢复兴奋性的差异。也就是说在一个时期,一部分心肌细胞已经恢复了收缩功能,而另一部分细胞还没有完全恢复收缩功能,这时万一出现一次异常信号,还没有准备好的心肌细胞就没办法"发力",整个心脏收缩力会大打折扣,不能把足够的血液送到外周动脉,危险就随之发生。

虽然这种心律失常会引起临床医师的高度重视,但它背后还可能隐藏着其他更可怕的危险,之所以更可怕,因为它身处异地,难觅踪迹。

第一次遇到这类患者是在三十多年前。那时我刚毕业,有一天临床老师遇到了一个自觉乏力的年轻人,心电图提示Q-T间期明显延长。老师高度重视,考虑"Q-T间期延长综合征"立即安排收住到心内科。

教科书里告诉我们,引起Q-T间期延长综合征病因首先是获得性的,也就是由电解质平衡失调(低血钾、低血钙、低血镁)、药物作用(奎尼丁、丙吡胺、胺碘酮等抗心律失常药,吩噻嗪等抗精神病药,三环类抗忧郁药)等引起。所以,入院后进行血电解质检查,没有发现异常。因为患者年轻体健,没有服用抗心律失常或抑郁药,心脏检查也正常,于是目光就转到 Q-T 间期延长综合征第二大原因上,刨根问底地问患者有无家族史。奇怪的是,第二个原因也被否定了。

正当茫然的时候,诊断有了转机。而这个转机的出现,源于自己的好奇。刚毕业那会儿,特别迫切想提高自己的基本功和诊断能力,于是自己掏钱买了一个检眼镜(价格大约在 89 元,当时工资只有 45 元/月),这在那个时候可是个宝贝啊!我一拿到手,就乐得不得了,一有空就拿着我的宝贝到病房里,挨个给患者检查眼底。那天下午我刚好空了点,又操起宝贝进病房了。这天刚好轮到这个年轻人。哪知不看不知道,一看吓一跳,这个年轻人居然出现了视盘水肿。不敢马虎,赶紧请师兄郭定英医师一起来看。两个人还是放心不下,怕会有误判断,又请神经科老师来会诊,得到结论是明确的。

视盘水肿又是什么?它对 Q-T 间期延长综合征的患者又有什么意义呢?

视盘水肿(papilledema),又叫非炎性阻塞性水肿、瘀血乳头,绝大多数由颅内各种性质的占位病变、炎症、外伤所致。通俗一点说,当大脑里面出现肿瘤、外伤或发炎时,颅内组织会出现肿胀。而颅骨又是一个球形的相对固定的结构,内部空间有限。一旦颅内组织发生肿胀,没有被颅骨包住的视神经就成了颅内压力"突破"口。所以,视盘水肿也是一个颅内压增高的可靠信号。

颅内压增高跟 Q-T 间期延长又有什么关联呢?当颅内压力增高时,同样会压迫脑内的丘脑,丘脑的功能与心脏跳动快慢有关,一旦丘脑受压则会引起心率减慢或 Q-T 间期延长。

沿着这个偶然发现的线索,经过仔细检查,果真发现患者颅内有个硬膜外血肿。果不其然,神经外科手术后,患者的"Q-T 间期延长综合征""不治而愈"。

更多时候,让我们成长的并不是自己的天赋或者努力,而是疾病与患者。

三十六
生命秘境的抉择

　　生命是个奇迹,而孕育这奇迹的是母亲的子宫,它让一颗小小的受精卵经过280天的发育,变成了一个鲜活的生命,这种神奇的力量一直让我们讴歌与礼赞。"宫外养一月不如宫内养一日"这句俗语是对这种力量最好的诠释。那么,真的完全是这样吗? 今天,让我们从医学的角度来剖析一下。

　　她是一位留美博士,有着丰富的专业学识与极高的智商。妊娠31周多,患者感到头晕眼花明显,双下肢水肿也明显加重,来院检查;医师发现患者不但血压很高,而且有明显蛋白尿,在医院床位极其紧张的情况下,优先安排了住院。

　　公众可能会问:"孕妇高血压、蛋白尿有那么危险吗?"答案是肯定的。从专业角度来讲,妊娠前血压正常的孕妇在妊娠20周以后出现高血压、蛋白尿的症状,称为先兆子痫,为妊娠期特发疾病。一旦病情进一步加重,孕妇就会突然昏迷,两目上视,手足抽搐,全身强直,少顷即醒,醒后复发,或昏迷不醒,此称为"子痫",又称"妊娠痫证"。它的基本病理生理变化是全身小血管痉挛,内皮损伤及局部缺血,全身各系统、各脏器灌流减少,可对母婴造成危害甚至会导致母婴死亡。就像树的根枝坏了,器官如同树叶得不到有效足够的供给,就会凋零。

　　入院后立即对患者进行了全面评估。斟酌再三,决定先行保胎治疗。采用硫酸镁静滴止痫、氨氯地平口服降压和地塞米松肌内注射促进胎儿尽早成熟等措施。但是病情并不见明显好转,入院第三天,心电监护显示收缩压180~200mmHg,舒张压在90~110mmHg,丁慧青主任在权衡利弊之下,认为当下剖宫产是最大程度保证母子平安的一种治疗方案。但是在与孕妇及其家属沟通时遇到了阻碍。他们始终认为子宫是胎儿最好的原生态家,并且对早产儿的预后疑虑重重。

"医生,剖宫产一定能保证母子平安吗?"

"要完全保证母子平安是有一定困难的。"医师还是很客观地回答。

"既然不能,还是保胎治疗吧。"

"但是现在剖宫产母子平安的概率要比在宫内大。"医师又解释说。

"我托朋友在美国给我买了一盒降压药,再过两天就可以到了。据说效果很好,我想试试。毕竟宝贝在肚子里让我心里更踏实。"

"我们不知道你买的是什么药,我们已经给她用了治疗子痫最有效的药物,但效果还是不理想,为了保证母子安全,我们还是建议尽早做剖宫产手术"。

"那医生,让我们再考虑考虑吧。"

"医生,你交代的病情是不是太严重了?"她爱人不高兴地说。

经过反复沟通还是不同意医师的治疗方案。

面对一边是家属的固执与偏见,一边是岌岌可危的病情。孕妇的爱人对孕育观念根深蒂固,始终认为子宫是孩子最好的秘境。我想两位都是高学历的知识分子,理解力与领悟力一定没问题,但对孕妇目前的疾病现状和危险却没有足够的了解。时间不等人,为了解决这个问题,丁主任请来了各相关科室的权威大咖,经过反复解释与沟通,患者终于接受了科学孕育理念,所幸手术非常成功,母子平安,事后家属连连道歉也连连感谢。

因此说,当子宫的内环境变得不利于胎儿成长时,我们要权衡利弊,不应拘泥于陈旧的孕育观念。就像《医学心悟》记载的重度子痫一样:其症必须速愈为善,若频发无休,非惟胎妊骤下,将见气血随胎涣散,母命亦难保全。此时我们就应该毅然选择离开,而不是逗留。

此事给了我们一个思考:一般公众对医学知识的获得渠道五花八门,缺乏正确的引导。哪怕像这样一个有着高学历患者也会存在许多的盲点与误区。

作为医务人员,做好精准的健康宣教责任重大!

三十七
罪犯的人性

这是一个值得思考的问题,沉积在我心底已经很久,一直不知道如何提笔写下这期日志,犹豫了很久,最终还是决定与大家共同来探讨在医师面前这类特殊患者的人性。

几年前的一天,我接到医院总值班的一个电话,一名罪犯为了自尽,把钢锯条插入气管内。病情危重,需要马上到医院抢救。在夜色的黑幕下,坐在出租车上,我的心情变得异常复杂,我的脑海里一直在想那是怎样的一个亡命之徒,能把钢锯条插到气管内,一定是个心狠手辣的家伙,不由得想起电影《亡命之徒》里的一个个镜头,脑海里也不断浮现各种亡命之徒狰狞的面目,越想越可怕,对于这样一个特殊的患者,我们如何去面对? 抢救时会不会再出现极端之举,会不会不好好配合? 我真的没有把握,谁叫我们是医师,面对一个患者,面对一个生命,我们有选择吗?

到医院后,内镜室内已经灯火通明,内镜室护师已先期到达。或许自己想得过多,说实话也有点恐慌,不敢马上直接面对这个患者,于是先通过公安干警了解情况。原来患者为了自尽,想把一根钢锯条吞入食管和胃内,并用手拼命往里面插。但钢锯条没有插入食管和胃里,而是插到了气管里。由于患者用力,部分钢锯条断在气管内,急送当地医院后,拍片发现有一段钢锯条残留在气管内,情况十分危急。

第一眼见到患者时他满口是血,要想把断在气管内的钢锯条从气管内取出无疑不是一件容易的事,何况患者还在不断地咯血。面对这样一位"勇敢"患者,这时最让我担心的问题倒不是患者能不能承受这样的痛苦,因为能做出这样"壮举"的人,说明他对痛苦的承受能力异于常人;我更关注的是患者能不能好好配合医师,如果不愿意好好合作,不但没有办法取出断在气管内的钢锯条,而且可能会发生钢锯条刺破气管和大出血窒息等意外,风险极大。

　　为了能顺利取出气管内的钢锯条,做好术前沟通是必需的。我忐忑不安,强装镇静,带着苦涩的微笑走进了手术室。当第一眼与患者对视时,心里微微一震,他的目光没有我先前想象的那么凶残,不像电影中的暴徒形象,是一个活生生的普通人。但他的目光紧紧盯着我,似乎带着一种企盼,我的心情一下放松了许多,我给他详细介绍了这种操作及应注意的事项,他没有直接回答我,只是微微点了一下头表示同意。随着纤维支气管从鼻腔慢慢进入,从视频中见到患者的气道内有大量鲜血不断地涌出。血块随时可能阻塞呼吸道,如果这时稍有操作不慎或患者因为难以承受这巨大的痛苦稍有一点挣扎,随时会出现意外。让我万万没有想到的是,患者在承受这一切的同时,一点没有反抗和挣扎。经过半个多小时的努力,患者气管内的钢锯条被顺利取了出来(图 37-1)。这时我最想说的一句话是感谢这位特殊的患者,不能说这位患者是我这么多年来(共两百多例)用纤维支气管镜取异物中配合最好的一位,至少也是最好之一。这不是一般的半小时,是充满鲜血、痛苦和随时出现意外的"漫长"的半小时,我的内心产生了巨大的震惊,我肃然起敬,同时也让我陷入了深深的思索。

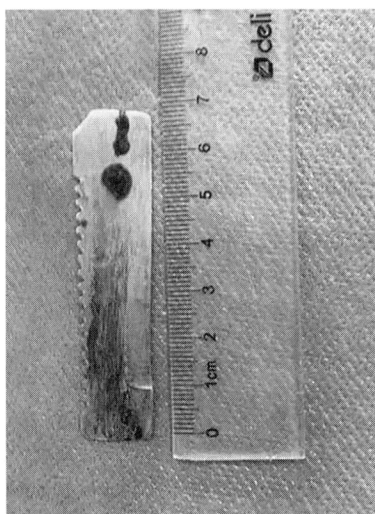

图 37-1　气管内取出的钢锯条

通过这件事，又让我回想起很多类似的特殊患者，多年来在抢救这类患者时，他们都是非常配合医师的，这不值得我们深思吗？我不想为他们解释什么，他们触碰了国家的法律底线，应该受到相应的惩罚，我也不想探讨他们为什么会走上这条道，因为我不是社会学家，但他们在医师前面永远是一个患者。在这些人中，也有人性的一面，同样具有"人之初，性本善"的人性。

三十八
"动人"的昏迷

一个周末的早晨,自己连续收到一个同道发来的信息,其中有多张化验结果。

……

"这是我同学爸爸的检验报告,昨天晚上12点多被家人发现神志不清,紧急送到某某医院。结果那边做了这些检查后只在急诊科输液观察,没解释昏迷原因。准备早上8点多再去做磁共振检查。"

"他长期卧床瘫痪,这两年据说肾脏常有发炎,有时尿中有血,但患者很固执,不愿上医院好好医治,一直在家吃抗生素,吃了很多药。"

看了这些检查单上的数字吓了我一大跳,于是立即告诉医师患者有非常严重的感染。颅脑CT基本正常,排除了脑出血等引起昏迷的可能。那么,对一个有高热、血白细胞很高的患者,不得不想到患者有没有颅内细菌感染的可能。结合患者长期使用抗生素的用药史,我们还应考虑到有颅内霉菌感染可能。

所以建议一定要做个腰穿,检查一下脑脊液的情况,因为这是诊断脑子里有没有发炎、有没有细菌等感染的最好办法。

脑脊液检查结果出乎意料,居然是正常的。这个结果无法解释昏迷是由颅内感染引起的,开始自己还认为把握很大,诊断思维没有问题,没想到一下陷入了僵局。

这位患者"发热、昏迷、血尿、糖尿病、糖尿病足、白细胞计数3.3万个/μL、高位截瘫27年",任何一个医生都不敢贸然接收。患者家属极度不理解,向我抱怨,哪个科室都不愿意接收,他们真是"叫天天不应"。

我们知道,引起昏迷的病因极其复杂。严格讲,所有疾病不论内科、外科、妇科、眼科、五官科、传染科等都有可能引起昏迷。一个临床医师遇到昏迷患者时，首先要一一排除内科各种疾病和神经系统疾病引起的昏迷，神经系统疾病一般通过颅脑CT或磁共振检查大多能明确诊断，当然也不要忘记头颅外伤、传染病等。特别伴有发热时，在夏季一定要除外乙脑，春季要排除流行性脑脊膜炎（又叫流脑），一般通过脑脊液检查大多可以明确诊断。当诊断有困难时，一定要多考虑有没有中毒和内分泌代谢性疾病（如糖尿病酮症、血糖过高、血糖过低、皮质危象或垂体危象等，后者是体内一种重要的激素叫皮质激素严重不足所致）引起的昏迷。因为这些昏迷临床上没有特别的表现和体征，我在给学生上课时就特别强调这一点，这也是诊断昏迷应具有的思维方式。

鉴于这个思维方式，我不得不再三询问有没有中毒的可能，特别是药物中毒。

"他长期瘫痪在床，什么都是家里人买的，怎么有可能自己买药吃呢？绝对不可能。"家人回答非常肯定。

没想到，到了第二天傍晚，患者慢慢开始清醒了，"谜底"也随之揭开，他承认自己吃了几十片安眠药（地西泮片）。诊断虽然明确了，不过我和家属都非常好奇，他哪儿来的那么多安眠药？

27年来，这个因意外瘫痪在床的患者在家人的悉心照料下，生活得还算不错，虽然因为糖尿病，近几年出现了一些并发症，但从来没有住过院。一家人见他情况稳定，也颇感欣慰。5年前，患者突然对家人说睡眠不好，希望借助安眠药的力量改善睡眠。家人自然照办。哪知道他就从那时候动了心思，自己把安眠药一颗一颗藏起来，整整5年多，就这样"省吃俭用"藏下了70多片安眠药。

"我不想再拖累你们了，这么多年，你们为了我受了那么多苦。"患者满含热泪，家人早已泪流满面。

一个生活在幸福中的人需要通过结束生命来"成全"家人，这需要多大的勇气。但是，死了都不怕，还怕活着吗？为了家人的幸福，应好好地活着，接受自己的不完美并做更好的自己。

三十九

吃了几颗感冒药，命悬一线

陈某(化名)平时比较内向。2016年9月的一天,因生活琐事跟妻子吵架,心情郁闷,喝了很多酒,越来越想不开,于是要吓唬一下家人。想了各种模拟自杀的方式:跳楼会受伤,太痛了;割腕,太痛而且出好多血,下不了手;吃安眠药,可能真会中毒;喝农药,一时找不到而且可能会真中毒……。最后想了想,还是吃感冒药吧。心想自己平时也经常在吃的,药店都可以随便买到,应该不会有什么大的副作用。吃感冒药自杀可以既达到吓唬家人,表达自己抗议的目的,又不会伤害自己身体。这个方法好。所以,就买了酚麻美敏片,吃了27颗,然后把空的药盒子摆在床头,就睡觉了。

但是,接下去的事情完全没有按照陈某的剧本演下去。陈某没想到,区区几颗感冒药就使他丧命。

当家人发现他吃药后,已经离他吃感冒药过去了6小时。他除了有点恶心外也没什么不舒服,家人虽然也觉得吃感冒药应该没什么问题,但还是不放心,便把他送去邵逸夫医院急诊。急诊科医生一听吃了那么多片酚麻美敏还喝酒了,惊出一身冷汗。这个患者的预后可能会很严重,有生命危险。由于陈某被送到医院时已经服药6小时,虽然医生马上给予洗胃,但是感冒药已经基本吸收了。当急诊医生向陈某和家属说明病情危重,大量的感冒药会损害肝肾功能,导致肝衰竭、肾衰竭,损伤消化道,导致胃穿孔、出血,会有生命危险时,陈某一脸茫然,喃喃地说:"我就吃了几颗感冒药而已,没那么严重吧。"

虽然邵逸夫医院的医生给陈某立即洗胃,及时给予拮抗药物——乙酰半胱氨酸静脉应用,积极地输液,利尿,以加快药物排除,保护肝肾功能,但是陈某的病情仍急剧恶化。第二天,肝功能、肾功能急剧恶化,凝血功能异常、血小板明显下降,已经达到了肝衰竭的程度,而且还在进一步恶化中,陈某命悬一线了。

陈某入院两天的肝功能急剧恶化,转氨酶急剧上升,谷草转氨酶由急诊时的 2 048U/L 上升到将近 19 489U/L(正常 13~40U/L);谷丙转氨酶由急诊时的 332U/L 上升到 4 263U/L(正常 7~50U/L);凝血酶原时间延长,INR 达 2.06,血氨 196.8mmol/L(正常 2~60mmol/L),达到肝衰竭的程度,随时有脑出血、内脏出血进而死亡的风险。肾功能也开始恶化,肌酐入院后明显上升,达 226μmol/L(正常 40~106μmol/L),而且也还在恶化中。

　　虽然我们平时都在吃感冒药,感冒药也是非处方药,在药店都可以买到,却不意味着感冒药没有副作用。

　　常用的感冒药有酚麻美敏、氨酚伪麻美芬片、对乙酰氨基酚片等,都是复合药物,主要成分包括对乙酰氨基酚、盐酸伪麻黄碱、氢溴酸右美沙芬,酚麻美敏和夜片中还含有马来酸氯苯那敏。其中对乙酰氨基酚具有解热镇痛作用,用于发热,也可用于缓解轻中度疼痛,如头痛、肌肉痛、关节痛以及神经痛、痛经、癌性痛和手术后止痛等;盐酸伪麻黄碱能收缩上呼吸道血管,消除鼻黏膜充血,减轻鼻塞、流涕;氢溴酸右美沙芬能抑制咳嗽中枢而产生镇咳作用;马来酸氯苯那敏可消除或减轻因感冒引起的流泪、流涕、喷嚏等过敏症状,并有镇静作用。

　　感冒药中的主要成分是对乙酰氨基酚,是乙酰苯胺类解热镇痛药,常规剂量下,对乙酰氨基酚的不良反应很少,偶尔可引起恶心、呕吐、出汗、腹痛、皮肤苍白等,少数病例可发生过敏性皮炎(皮疹、皮肤瘙痒等)、粒细胞减少症、血小板减少、贫血、肝损害等,很少引起胃肠道出血。

　　但是一旦药物过量,甚至达到中毒量时,可很快出现恶心、呕吐、胃痛、腹泻、厌食、多汗等症状;还可以出现肝损害,表现为肝区疼痛、肝大、黄疸;或出现肾损害,如少尿、血肌酐升高;严重的可出现明显的肝衰竭、肾小管坏死,甚至肾衰竭,危及生命。

　　因此,感冒药不能随便吃,一定要按照药物说明书或医嘱服药,过量服用感冒药生命会有危险的哦。

(本素材由浙江大学邵逸夫医院蔡华波提供)

四十

值与不值

有人经常会问我,如今的社会环境对医务工作者有时不尽如人意,作为老急诊人,还这样不分昼夜地守在临床一线,付出与得到不成比例,值得吗?

不可否认,我对这个问题也非常纠结。我这三十多年,见识过千奇百怪的疾病,也遇到过形形色色的人性,可以说饱尝尘世纷乱。而我本身却是一个极其普通的人,在一个简单纯粹的环境里成长,是追求是非分明、曲直清晰的五零后。我很努力要坚持自己所谓的正直,可一旦面对生命,毫无抵抗力。

二十多年前,我三十多岁,正当壮年,血气方刚,我遇到过这样一个患者。这是一个吸毒过量的患者,刚送进急诊科时,接诊医生还来不及做全面体检,患者心跳呼吸停止。我的同事尽了最大努力总算将其心跳恢复,但患者呼吸功能极差,常规呼吸机治疗下仍然明显缺氧,不时有大量分泌物从患者气管与呼吸机的接口处涌出,需要有医务人员一刻不停地守在他身边。他被紧急送到急诊病房。

我接到通知连夜赶到医院时,护送他来的"朋友"早已不见踪影。警方介入,但人海茫茫,如何能够一下子查清这个没有身份证明、不会开口说话的人姓甚名谁。

周围的患者和家属在得知该患者是个"瘾君子"时,嘀嘀咕咕替我们不值,你们花那么多时间精力去抢救他,说不定家属都恨不得他离开呢。医生啊,你们不值得,不值得!

刚从病房出来的我听到了这些议论,当时也咯噔了一下。是的,对于一个吸毒引起心跳呼吸停止的患者,一个团队通宵达旦地抢救他值得吗?如果他的生命被挽回,他是否还会继续吸毒,继续伤害他的家人和社会呢?二十世纪八十年代初,年方三十好几的我其实恨他恨得咬牙,可那一刻我无可奈何,我心里明白虽然我面对着的是一个令人憎恨的瘾君子,可那一刻他在我面前却只是一个患者，一个普通无助的危重患者而已。

抢救一直没有停，急诊病房为他喧嚣了一夜。

因为吸毒的关系，呼吸机监护指标显示患者的肺部顺应性非常差。打个比方，正常人的肺就像一个气球，用力向里面吹气，很容易就把气球吹大。但这位患者的肺却是像一个皮特别厚的气球，靠一般"吹"的方法，难以将其吹大。肺这个"球"的大小，决定着人体组织得到氧气量的大小。除此之外，还不时有大量的黏液分泌物排出，呼吸机管路时不时被堵塞，严重影响呼吸机正常运作，维持患者供氧成了最大的难题。

单纯要解决"皮变厚的肺的充气问题"难度并不太大，我们加大呼吸机上的呼气末正压，也就是不等患者每一次的呼气完全呼完，呼吸机就向患者肺里"打气"。有过吹气球经历的读者应该有这种体会，气球在最开始吹的时候需要很大的力气，但只要有一点吹起来，后面就容易得多了，呼气末正压就是这个道理。

但患者实际情况是肺的顺应性（单位压力的扩张能力）随时会有变化，非常不稳定，患者一旦呼吸道内分泌物多了，肺就变得很难扩张；经过吸痰及调大呼吸机的呼气末正压，肺扩张就容易了；持续一段时间，肺的顺应性有了好转，这时若不改变呼气末正压，则肺就会扩张过度。任何事总有个度，扩张太大，就会造成胸腔内压太大，又会影响心脏的回心血量和心脏搏动，患者的血压又会下降，只得调低呼气末正压。但过一段时间，患者的肺又变硬了，再根据情况调高呼气末正压。一整个晚上我们就守在他的身边，一刻不停地盯着患者和呼吸机，不停地调整……

这里要说明两点。一是在那个年代，医学上对呼气末正压的调节和理解没有像现在这样正确，所有的教课或文献都认为呼气末正压不能大于 12cm 水柱。二是毒品中毒的患者呼吸道分泌液特多，整个晚上气道内吸出的水样泡沫痰液总量在 3 000ml 左右。这是我从未遇到过的情况，对呼吸机治疗管理也是极大的挑战。

如果那个晚上，我们严格按照当时的标准去执行，或者没有寸步不离一守就是十小时，还不停地观察、思考、调整，能得到真果吗？谁能想象我们挑战了权威，把呼气末正压调整到 20cm 水柱，偶尔最高到达 30cm 水柱。

这位特殊的患者最后等来了天亮，得救了。我也寻找到了自己的答案。正如所有事件发生都有它的意义一般，所有出现在我们生命里的患者都对这个职业有着重要的意义。值与不值，在于我们是否清楚自己面对的是什么。

事后在全国会议上交流时，很多学者不信，说不可能，我成了孤家怪人。

好在几年后，我们当时的做法在 21 世纪初被国外的一些医学论文证实，如今也成为国内医学界的共识。

四十一
医学教授毒蘑菇夺命案的反思

21 世纪初,一所著名大学的教授来宁波旅游,与两个儿子误食毒蘑菇后,一家连失两命。悲剧发生后,教授的家人将当初诊治他们的医院告上法庭,这一夺命案引起极大的反响,值得反思。

事件回顾

2002 年的一天,秋高气爽,一家父子 3 人因误食从宁波天童森林公园采集的毒蘑菇,接连出现中毒症状,后被送入医院急救。教授和在俄罗斯圣彼得堡攻读医学博士的小儿子相继身亡,大儿子是留美生物学博士,他的健康也遭受严重损害。

2003 年 4 月,该教授的大儿子、孩子的母亲和爷爷向宁波市中级人民法院提起诉讼。他们认为宁波某医院在诊治父子 3 人时,从急诊开始用药到住院用药,均违反了食蕈中毒的抢救治疗原则。

2004 年 4 月,宁波市中级人民法院进行了第一次开庭审理。由于医疗官司的特殊性,此案还请了两名陪审员,均来自医学界的专家。双方在庭上辩论激烈,互不相让。

从起诉到宣判的 3 年时间里,医疗事故技术鉴定几经波折,大大延长了案件审理的期限。据宁波市中级人民法院的法官称:2003 年和 2004 年的 7 月,他们曾分别委托两家鉴定部门进行鉴定,但这两家鉴定部门均在接受委托一段时间后,自行将鉴定材料退回。退回前既没有与法院沟通,也没有告知理由,导致鉴定几次莫名终止,给审理造成了极大的困难。

2004 年 10 月,宁波市中级人民法院再次委托上海市司法鉴定中心对医院在抢救和诊疗父子上有无过错进行鉴定。2005 年 3 月,该鉴定中心终于拿出了 3 份鉴定报告。报告称,医院在抢救和诊疗父子 3 人时,没有及时采取清除消化道毒物等常规急救措施,医院也没有采取进一步的中毒救治措施(如血液净化等）。医院在治疗中存在过错,这过错与父子2人的死亡及1人多脏器损伤有一定的因果关系。

这件事曾在宁波引起不小的反响,我重提这个案例,没有一点指责任何人的意思,只是想不要让这样的悲剧再次重演。

思 考

1. 患者一家,一位是医学教授,一位是留美生物学博士,一位是在读的医学博士,这是多么令人羡慕的一个家庭;这样的3个人在宁波天童森林公园采集蘑菇后,不加甄别就吃,本身就是一个完全可以避免的悲剧。

2. 进食后,3个人不同程度地出现恶心呕吐、口唇麻木,到医院就诊。当时生命体征正常,接诊医师叫患者洗胃住院,患者自认为是医学专家,没有接受医师的建议。或许是接诊医师考虑到他们本身是高智商医学人才,所以没有再三劝说他们签字(拒绝洗胃或做血透),让他们离开了医院,为案件埋下了极大的隐患。当患者再次来院时,已经出现严重的中毒症状——多脏器功能衰竭,造成两死一伤的悲剧。

3. 对于任何中毒的患者,要不要洗胃与导泻,回答是肯定的,这是一个医疗常规。问题是患者进食可能的毒物,洗胃导泻的时间是多少?教科书上一直强调6~8小时内洗胃最有效,并没有规定过了这个时间不需要洗胃了。我们一直坚持进食后24小时内必须洗胃,这一点该不该写入教科书中?

4. 经口服中毒的患者要不要做血液净化等治疗,我个人认为也是必须的,像本案这样的病例,在毒素没有明确的情况下,毫无疑问是要做的;那么其他患者呢,特别是怀疑自杀的患者要不要做血液净化治疗,这些患者一定会告诉我们真相吗?这些患者不告诉医师吃了什么或只告诉你一些无关紧要的药物,你可以全信吗?所以我们不论患者入院时的情况如何,即使没有任何中毒症状,只要怀疑摄入了毒物,那么就要坚持与患者家属谈做血液净化治疗,大家同意吗?

5. 执行医疗相关制度是何等重要。这个案例有许多值得深思的地方,其中作为医务人员,面对患者,不管患者是医学教授,还是医学博士或高官,从医者必须坚持医疗原则,患者就是患者,必须做好知情告知工作。

以上纯属个人观点,不妥之处请大家指教!

四十二

皮肤出现结节红斑，杭州大叔差点送命

家住杭州的王大叔从去年开始就一直被各种怪病纠缠，正是命途多舛，让人禁不住感叹上天的无情和命运的无助。有时候，大叔自己觉得自己的生活没有什么意义，过得太辛苦了。

王大叔去年10月去登过一次山，回来以后就发现自己的两条腿上出现了许多红色的皮疹。一开始没有当回事，后来这些红疹逐渐增多，而且越来越疼，两条腿也慢慢肿了起来，严重的时候像是灌了铅一样沉。于是王大叔来到浙江大学医学院附属邵逸夫医院的皮肤科就诊，医生考虑是结节性血管炎，于是给王大叔开了甲泼尼龙片，也就是激素。王大叔的红疹和疼痛有所好转。今年5月，王大叔发热、双腿皮疹再发在邵逸夫医院皮肤科住院了，做了一次腿部皮肤结节病理活检，结果证实王大叔的腿上确实有血管炎。所以血管炎诊断明确，医生加大了口服激素的剂量，加大激素治疗后病情果然好转了，发热消失了，皮疹也没有再发，王大叔就出院了。

后来王大叔一直口服激素治疗，但是不时有发热，体温也不高，37.5~38℃，同时两条腿有点酸胀，浑身使不出力气。王大叔没有特别重视，以为是血管炎的关系，继续激素治疗。3周前，发热反反复复，开始出现头晕，胸闷，王大叔还是觉得血管炎，没有重视。

2天前王大叔病情再发并加重了，体温高到了39℃，胸闷，没力气，自己觉得"快昏过去了"。这时才感觉不对，可能是自己的病需要治疗了，王大叔就来到邵逸夫医院急诊科就诊。经过检查发现，王大叔血小板极度下降，电解质紊乱，肝功能明显受损，出现黄疸，血清白蛋白很低，而炎症指标升高。CT检查提示王大叔肚子里有很多肿大的淋巴结，肝门部的淋巴结肿大融合，已经压迫到了胆总管。

急诊科的蔡华波副主任医师接诊了王大叔。蔡主任认为病情严重而复杂，最近的反复发热不能以单纯的血管炎来解释,而且这是一个长期激素治疗患者,是一个免疫功能低下的患者,表现为一个严重消耗的过程。腹腔的淋巴结肿大更加需要进一步检查来明确诊断,需要排查合并结核病或淋巴瘤等,建议收住急诊病房,在进行抗感染治疗的同时,行 CT 引导下淋巴结穿刺活检以明确病因,方能真正有效治疗王先生的疾病。

于是在蔡主任治疗团队的安排下,王大叔住进了急诊病房,当天就接受了淋巴结穿刺活检。可是就在等待病理结果的过程中,王大叔不仅反复高烧(最高 41℃ 左右),而且还出现了休克症状,低血压(最低 80/46mmHg 左右),合并心动过速(最快 125 次/min),还有烦躁,口干等不适。真是差点就没命了,医生给予大量快速补液等对症治疗后,患者稍有好转。同时,邵逸夫医院病理科的医生也非常配合临床治疗,加班加点,在 4 天内就给出了王大叔的淋巴结病理结果,那时血的结核感染 T 细胞检测结果也出来了,提示结核分枝杆菌感染可能。原来王大叔患的是结核病,终于真相大白了。最后王大叔的病情终于有了治疗方向以及治愈的希望。

邵逸夫医院急诊科蔡华波医师提醒道:所有长期服用糖皮质激素以及其他免疫抑制剂的患者均需要密切关注自己的症状,因为使用了这些药物,人体的免疫力受到抑制,很容易感染很多不常见的病原体,也有可能使得既往感染的疾病再发。王大叔的发热反复发作时,可能就已经有结核的感染,只不过王大叔一直以为是血管炎的发热,一直忽视,直到结核感染非常严重了,才到医院救治,这才延误病情,差点送了命。

21 世纪以来,糖尿病、肿瘤等慢性病占据主导,同时各种自身免疫性疾病发病率大幅上升,慢性病患者病情经常反复发作,其对病情的变化有了一定的了解,自以为"久病成良医"。慢性病患者在患病以及治疗过程中往往处于免疫力下降的状态,病情变化非常复杂。所以,对于他们而言,病情变化一定要重视,即使原来的不适反复发作,也一定要重视,应定期到医院就诊。出现新的不舒服,要立即就诊,才能及时治疗原发病的变化或者治疗新发疾病。王大叔的治病历程就是对慢性病患者忽视病情变化的一个反面教材。

等待，也是抉择

　　身边常常听到这样的抱怨：治疗方案有多种，医生却让患者选择。每种都有利弊，怎么选啊？于是患者对医生有意见，甚至觉得这是一种推卸责任的行为。医学尽管是一门科学，但它并不是非黑即白，有时面对抉择，面对生命垂危的患者，医生也非常无奈，只能等待，说个病例你就知道了。

　　2015年国庆假期后的第一天，医院来了位72岁的丽水女性患者。患者本来是到女儿家过节小住，哪知道住了没几日，在上楼时头晕摔倒了。当地医院进行了仔细检查，颅脑CT发现右侧顶部血肿。医生在询问病史时又获悉该患者8个月前被诊断为冠心病，植入了支架。观察两日后，患者出现了轻度的胸闷气促，心电图排除了急性心肌梗死可能，但胸部CT却发现右下肺动脉有栓塞。外院复查颅脑CT，怀疑小脑出血，当地医院束手无策，我们接到这个患者时也叫苦不迭，一旦小脑出血确诊，摆在我们面前的就是一个彻底的死结。为什么呢？我们先来了解肺栓塞是怎么回事。

　　正常人，人体外周的静脉血流回到右心房后，通过右心室到肺动脉（其实是静脉血），然后流到肺组织中获得氧气，再通过左心房和左心室把带有氧气的血输送到人的组织中，提供人体生理需要，完成人体的血液循环过程。当来自外周静脉中的血栓或其他栓子堵塞肺动脉时，血液就不能很好地流到肺组织中，轻者可出现胸闷气促，重者可立即死亡。公众或许在影视片里看到过向血管里打入空气后人突然死亡的情景，这就是空气成为栓子阻塞肺动脉的结果。对于肺动脉有血栓栓塞的患者，最重要的治疗方法是把血栓溶解，主要的手段是使用抗血液凝固的药。

　　而小脑出血是一个更加凶险的病。小脑在一个狭小的骨质空间内，里面"存放"着指挥我们心跳呼吸的中枢系统，出血稍多一点，就会直接压迫到中枢神经，接着很快会出现心跳呼吸停止。当务之急是要止血。

问题来了！肺栓塞、小脑出血，谁都可能危及生命。抗凝、止血，完全相反的治疗方法，如何抉择？这是令人绝望的抉择，不会有答案。

把唯一的希望放在小脑出血的确诊上。问题又来了，安装支架的患者一般不能做磁共振检查，容易出现危险，因为磁共振检查时一般不允许患者身上有金属物质。今年网络上曾经有一篇新闻引起了轰动，一个患者家属强行把轮椅推到了磁共振室，结果轮椅死死地吸在了磁共振机器上，造成了重大的经济损失（现在新型支架可以做磁共振）。颅脑 CT 对诊断小脑的出血有技术上的限度，少量出血很难明确。艰难的抉择下，经过患方同意，我们对这位并不适合移动身体的患者，还是动用了大量的人力送她做了颅脑 CT。当然，在那一通大汗淋漓又提心吊胆的搬运之后，结果似乎是可以预见的：没有看到明显的出血。

没有见到明显出血与没有出血是两个完全不同的概念。从医学上来说，没有明显出血还是有出血的可能，需要进一步检查来明确。只要排除小脑出血，剩下的肺栓塞处理就变得简单了，第一时间溶栓或抗凝治疗，患者就有活下来的希望。我们又尝试了做脑血管的 CT（320 排），希望能发现问题，最好发现有脑血管畸形，后者可以通过介入的方法治疗。又是一场艰难的搬运、检查过程，令人遗憾的是依然无法明确。

患者究竟小脑有没有出血？面对一个随时有可能出现生命危险的患者，我们决定还是不能放弃，于是请了放射科各位主任会诊。磁共振是大家反复讨论后认为必须实施的检查。虽然患者心脏放了支架，但鉴于当前技术的改进，综合考虑利弊，经过与患方沟通，一群医务人员第三次浩浩荡荡又极其小心地把患者搬到磁共振室。

这一番大费周章的"答案"寻求之后，最终被证实患者有小脑出血。

我已经不记得当时的绝望有多深，在微信群里发出求救信号，医学大咖们都觉得头痛。

谁都不愿意冒险，尤其在面对生命时，有些抉择或许可以让你选择，有些却永远没有答案。

面对这样的患者我们只能等待，等待是一种最好的选择。感谢这位患者没有再继续出现小脑出血症状加重表现，10 天后，我们开始用抗凝治疗，最后肺内的血栓也消失了，2015 年 11 月中旬，她痊愈出院。

藏在孕妇心中的"魔"

随着生育政策的放开，许多家庭再次迎来新生命，幸福指数直线上升。今天故事里的这对小夫妻也一样乐开了花，对"二宝"的种种期待成了生活中最大的乐趣，哪知乐极生悲。

"患者意识轻度障碍，言语困难，右侧肢体活动障碍，心率加快，心脏杂音，且瓣膜缺损。"同事介绍说。

"又是一个不要命的二胎妈妈吗？"我又急又气，要知道，生育政策放开后，这样的悲剧已经不知道看到或者听到多少回了。最有体会的就是产科医生，高危孕产妇如今成了产科医生闻之心惊的名词。尽管医院方面通过各种渠道在宣传，尽可能避免高危妊娠，但依然阻挡不了个别人跃跃欲试的侥幸心理。看着眼前这位年轻的妈妈又要面临生命危险，我忍不住又责备了一句："严重心脏瓣膜疾病的妇女不适合妊娠，就那么任性，又一个不怕死的。"

详细了解病史才知道错怪了这对夫妻。他们平时身体健康，第一胎也是正常分娩，哪里晓得自己的心脏会出问题。那么问题究竟出在哪里？为何到了这么严重才来就诊？之前难道没有任何感觉吗？看着他们如此无助，叫人于心不忍。无论如何要帮助他们找到原因，解除这个心头之"魔"。

带着问题抽丝剥茧，终于找到蛛丝马迹。

妊娠二十多周的时候，该孕妇出现了一阵子低热，体温不高，也没有其他症状。一般人不太会在意，人在疲惫、受凉的时候难免出现不明原因的低热，不理不睬也就过去了。

一个多月前，孕妇感觉到手臂麻木，去了妇儿医院就诊。产科医生判断与妊娠并无关系，建议她去综合性医院进一步诊治。这个孕妇后来辗转神经内科、风湿科、内科等，一系列检查下来都没有发现问题，考虑是不是二胎后在家休息无聊，电脑玩得多了，引起腕管综合征所致。相应治疗后果然迅速好转，这事便过去了。

腕管综合征

腕管综合征是最常见的周围神经卡压性疾患,其病理基础是正中神经在腕部的腕管内受卡压。发生的原因,是腕管内压力增高导致正中神经受卡压。

有研究认为过度使用手指,尤其是重复性的活动,如长时间用鼠标或打字等,可造成腕管综合征,但这种观点仍存在争议。腕管综合征还容易出现于妊娠期和哺乳期妇女,机理不明,有观点认为与雌激素变化导致组织水肿有关,但许多患者在妊娠期结束后症状仍然未得到缓解。

腕管综合征女性的发病率较男性更高,但原因尚不清楚。常见症状包括正中神经支配区(拇指、示指、中指和环指桡侧半)感觉异常和/或麻木。夜间手指麻木很多时候是腕管综合征的首发症状,许多患者均有夜间手指麻醒的经历。很多患者手指麻木的不适可通过改变上肢的姿势或甩手而得到一定程度的缓解。患者在白天从事某些活动也会引起手指麻木加重,如做针线活、驾车、长时间手持电话或长时间手持书本阅读。部分患者早期只感到中指或中环指指尖麻木不适,而到后期才感觉拇指麻木不适。某些患者也会有前臂甚至整个上肢的麻木或感觉异常,甚至感觉这些症状为主要不适。随着病情加重,患者可出现明确的手指感觉减退或散失,拇短展肌和拇对掌肌萎缩或力弱。患者可出现大鱼际最桡侧肌肉萎缩,拇指不灵活,与其他手指对捏的力量下降甚至不能完成对捏动作。

哪知妊娠到三十四周后,上臂麻木加重,而且出现了明显的肌力下降,无法提重物。同时体温再次升高,甚至出现了气促。当地医院觉得问题严重,让这位孕妇来我院。

会诊讨论后,先按照大家意见做了颅脑磁共振,发现了脑血管栓塞。这条线索一下子让隐藏在心脏内膜里的心"魔"——细菌性心内膜炎露出了马脚,也同时印证了之前这位孕妇出现的种种症状。随后入院的一系列检查发现:患者贫血,心尖区有收缩期杂音,心脏超声显示心瓣膜有一个新生物,已经影响心瓣膜的功能(也就是说心脏的"门"关不住了),数天后的血培养结果发现了细菌。这一诊断被最终确定。

细菌性心内膜炎对一般患者而言都是有很大的风险,何况是一个妊娠三十四周的孕妇。眼下,她面临着两大致命危险:随时可能发生的瓣膜破裂,以及细菌栓子阻塞脑血管。

细菌性心内膜炎真的有那么可怕吗? 来听听它的自白。

"我本是一种细菌,有强大无比的魔力,当你们有缺陷或抵抗力下降时，我就会很容易通过人体表面、呼吸道或消化道进入人体内，人体的血液营养美味，我会在里面非常逍遥自在。一旦发现心脏内膜有缺陷，我们就在那里建立根据地。我们队伍迅速扩大，当我力量很强时，就可以兴风作浪，你们就会高热、寒战，病程多急骤凶险，这就被你们称为急性感染性心内膜炎。

有时我的力量很弱，只能搞地下工作，依靠心内膜小小的根据地，慢慢发展队伍。我们为了保护自己，还用血液中的有些成分来盖在我们表面，伪装我们表面，慢慢在心脏内膜形成赘生物（细菌与血浆中一些成分形成的团块）。有时我们的组织还很弱时，有一部分被你们的血流冲散，与总部失去联系，游走到人体的不同地方，阻塞脑血管、脾脏、肾脏、肺部、心肌或皮下，只要血流能到的地方，我们都能到，然后阻塞局部的小血管，并在局部生长，出现脑脓肿、脾大、肾脓肿、肺炎或皮下出血性皮疹等，你们会偶有发热。我们长期消耗你们血液中的大量营养，你们就会出现贫血，因为我们伪装得很好，只能让你们发现外周血管阻塞的一些表现，我们在总部建立的根据地是很难被医师发现的。当我们队伍壮大后，就会损坏心脏瓣膜和腱索，心脏瓣膜已经关不住了（听诊会有杂音），这时你们已经来不及了，我们随时可以要了你们的命！这就是你们常叫的亚急性感染性心内膜炎。”

患者面临的两大致命危险中最可怕的是心脏瓣膜关闭不全、瓣膜脱落，这将直接导致心力衰竭。为了最大限度减少"损失"，我们的产科医师团队冒着极大的风险，立即行剖宫产手术，顺利产出一女婴。

最后患者虽然不可避免地出现脑脓肿，出现意识障碍。好在经过积极治疗，病情渐趋稳定，等待合适时机做心脏换瓣手术。母子转危为安。

人的一生，曲折难免。在生命危险来的时候，请一定记住，最想你活下来的，还有你的医生。

🕐 **思　考**

　　1. 当孕妇出现手指麻木时，会想到是隐藏在心脏内部的"妖魔"在作怪吗？年轻人出现肺炎会想到本病吗？出现中风体征会想到本病吗？

　　2. 诊断本病是需要时间的，必须综合分析。

　　3. 在遇到上肢麻木的患者、诊断腕管综合征时，是不是要做个颅脑磁共振以排查脑血管有无病变？

半夜里的陷阱

有人说,人生的三大陷阱分别是权、利和色,稍不留神就会掉进去,下场都很悲惨。而从医路上,病症疑窦丛生也犹如陷阱,一不小心就会造成不可挽回的损失。急诊科又是陷阱的"重灾区",其中后半夜的患者更需要引起高度重视,下面就是典型的案例之一。

在宁波一家医院的急诊科,一天值班医师好不容易忙前忙后辛苦了七八个小时,深夜快要下班前终于稍稍有了一点空闲,就盼着能准时下班回家休息。这时来了一位女性患者,58岁,农民,乘自备车来医院。经初步了解,患者胸闷头晕已经有5天多,曾到当地一家社区卫生服务中心就诊,用了一点药,没有明显好转。几小时前症状较前明显,又去了当地医院,接诊医师考虑到患者5天来一直有胸闷不适,又详细询问了病情,患者无发热、咳嗽、胸痛等,既往有高血压病史,没有其他病史;做了该医院能做的检查:胸部X线片和心电图,无明显异常;血生化及肌钙蛋白(有无心肌梗死的最重要指标)也是正常的;血常规及炎症指标略高(白细胞计数10.6×10^9/L,中性粒细胞百分比80%,CRP升高),感到总有什么问题存在,不放心就建议转到上级医院。到急诊科时,一般情况尚可,血压105/66mmHg,脉搏76次/min,呼吸18次/min,无发绀及水肿,两肺可听到少许哮鸣音,心脏听诊无异常发现。请心血管科和呼吸科会诊后,初步诊断为呼吸道感染可能,给了一点抗生素(美洛西林钠舒巴坦钠)输液治疗就下班了。但没想到给后半夜值班医师挖了一个大大的陷阱。

患者接着去了输液室,青霉素皮试结果阴性。没想到输液不到半分钟后患者突然感到胸闷、气喘加剧,并晕倒在地,输液护士用平车急转入抢救室。值后半夜班的医师,还没来得及搞清楚怎么回事就匆匆应战。这时患者神志是清楚的,但精神较差,体温正常,心率56次/min,呼吸24次/min,血压85/58mmHg,氧饱和度100%(吸氧下),皮肤干燥,无皮疹,两肺可听到广泛哮鸣音,心音低,腹部及神经系统未见异常。考虑到是在输液半分钟后突然出现的胸闷气促加重,同意输液室护士的意见,先按照过敏性休克进行处理。

到这里大家试想一下,先前的诊断处理存在着什么问题吗?一位胸闷头晕5天的患者,体格检查仅仅听到一点点哮鸣音,胸部X线片及心电图均没有发现异常,也没有急性心肌梗死的表现,仅发现血常规白细胞有点偏高,这个患者能用呼吸道感染解释吗?我们还需要进行哪些检查和处理?

按过敏性休克处理后(肾上腺素激素补液抗休克等措施都用上了),患者胸闷、气喘虽稍有好转,但仍感胸闷气喘,各项生命体征总是没有完全好起来,心率58~86次/min,呼吸18~22次/min,血压120~70/70~50mmHg,氧饱和度大于94%,其他各项指标均没有发现明显异常。

面对这个患者,值班医师似乎觉得诊断上还存在问题,现有的症状体征和实验室检查结果诊断为呼吸道感染证据不足。顺着患者5天来主要是胸闷气促的表现,值班医师再次安排了床边胸部X线检查,结果发现胸部X线片上有了明显的动态变化,陷阱原来埋在这里(图45-1)。

接着给患者做了急诊胸部增强CT,诊断明确了,原来是隔层动脉瘤惹的祸(图45-2)。

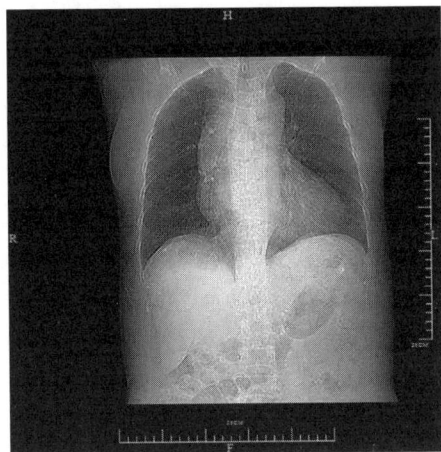

图45-1 胸部X线片

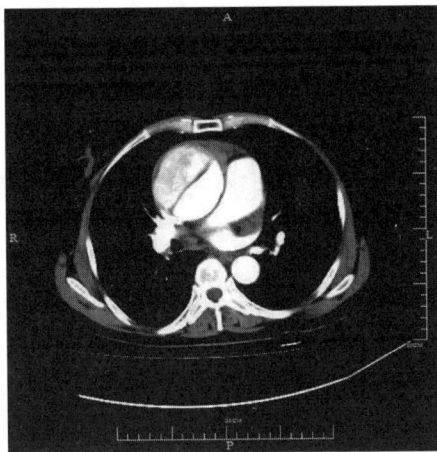

图45-2 胸部增强CT

本例病例诊治过程的教训是深刻的,幸亏后半夜值班医师及时调整了诊断思路。

第一,那个首诊医师如果不是在下班前,不是在后半夜,对一个胸闷气促的患者在原先诊疗的基础上进行了诊断,或许会有更深入的思考,危机就不会发生。我们必须得承认,在交接班时,特别是前后夜班交接和后半夜工作即将结束时,想早点下班回家是人之常情。在这个时段,特别容易出现麻痹大意的思想,思维也会特别迟钝,这种因生物钟困顿和疲劳结合构筑起的现象,我特把它称为半夜里的陷阱。第二,该患者虽然在肺部可以听有少许哮鸣音,血常规白细胞有点高,就可以给出呼吸道感染的诊断吗?问题就出在没有紧紧抓住胸闷气促主线进行深入思考,教训是深刻的。第三,对这样一位患者首先选用了抗生素治疗合适吗?否则不会有这样一段危险的弯路,因所谓的青霉素过敏性休克,险些酿成大祸。幸亏那位后半夜的值班医师,在密切观察病情的情况下,及时做出正确的选择。

做医师不管在白天还是黑夜,不管是刚上班还是准备下班,必须像猫一样始终保持高度警觉,否则危险(病症的陷阱)就离你不远。

对日语"肝要"一词的理解

——一个乳房良性肿瘤患者的不归路

我面对电脑准备写这篇文章时,心情非常复杂,故事主人公的身影仿佛还在眼前。这是我的一个老同事,非常善良的老护士,她先生经营有方,家境优渥,但一家人仍然保持着节俭的生活状态,生活简单幸福。谁都没有料到,一个乳房的小小良性肿瘤,夺走了她的生命。

五十来岁的她,发现自己的乳房有一个约两厘米大小的肿块,虽然各种检查都指向良性,但还是不放心,最后决定手术。

这真的就是一个毫不起眼的小手术。术前常规检查未见明显异常,手术过程也顺利。哪知术后开始出现渗血,后来渗血越来越严重。最后,凝血酶原复合物,以及鲜血、输血小板和各种凝血因子都试了,杭州、上海、北京等地的知名专家也逐一请来会诊,但病情时好时坏。煎熬了三个月,最后因为弥漫性凝血功能障碍,离开了人世,让全院熟悉她的同志悲痛万分。

一个小小的手术为什么要了她的命?

我们来回顾她的病史。她除了有慢性活动性乙型肝炎外,并没有其他疾病。除了偶尔出现轻度肝功能异常外,她的乙型肝炎情况并不严重,所以一直坚持一线上夜班。当然,由于病程较长,她有肝硬化早期的倾向,一直在积极治疗。谁都没有想到,这么一个活动性乙型肝炎成了引起死亡的罪魁祸首。

我在日志中写过不少有关肝脏疾病的介绍,四十年前在生化课上,我的生化老师叫严哲,他第一次让我了解了日语中有"肝要"一词。日本人常用"肝要"来说明事情的重要性,也就是说肝要(かんよう)是关键、要害、要紧、核心、重点等含义。那时没有对这个词有过深究,也没有对日本人为什么要用"肝要"一词来形容事情的重要性进行考证。但随着从医年数的增加,有了切身体会,"肝要"真的很重要。

肝脏是人体最大的腺体,它在人的代谢、胆汁生成、解毒、凝血、免疫、热量产生及水与电解质的调节中均起着非常重要的作用。有人把肝脏比作是人体内一个巨大的"化工厂",是很有道理的,肝内进行的生物化学反应达500种以上。几乎所有的凝血因子都由肝脏制造,肝脏在人体凝血和抗凝两个系统的动态平衡中起着重要的调节作用。肝功破坏的严重程度常与凝血障碍的程度相平行,临床上经常见到一些患者因肝衰竭,出血甚至死亡。

慢性活动性肝炎,似乎不起眼,虽然平时一般情况还算稳定,但就因为一个小小的手术要了她的命。这例病例给我们带来哪些教训和思考,这些都是我们从医者必须要深入思考的。

"肝要",肝脏的确是很重要,它的病变虽然没有像心血管疾病、呼吸疾病那样"轰轰烈烈",但一旦出问题则很难应对,必须高度重视。

人体的每一个器官都是重要的,而更应让我们思考的是诊治方法如何能与平衡点保持一致,而不至于发生一根稻草压垮骆驼的悲剧。

四十七

慢性肝病隐藏的危殆

上一篇日志，给大家讲了一个发生在我同事身上的故事。一个小小的手术，因为貌似不起眼的慢性肝炎，让我的同事失去了生命。慢性肝炎到底有没有那么可怕？有不少读者是心存疑虑的。毕竟医学上有许多的特例，比如个体差异，还有许多未解的谜。

但确实因为慢性肝炎的存在，不止一个患者因为看起来不危重的疾病而失去了生命。

我有一个同事家的亲戚，因为腹痛查出胃的角部有个巨大溃疡，拿着病历资料找到同事那里。同事看后吓了一跳，要知道胃的角部溃疡是胃癌的危险信号之一，加上病灶又很大，感到更不能掉以轻心。患者和家人抱着"宁可错杀一千也不可漏下一个"的想法，住院做了胃部分切除术，把这个巨大的隐患给它彻底"清理"出去。哪知，这看起来技术很成熟的一个手术，术前各项指标也都正常，同样是因为有慢性活动性乙肝病史，术后引起肝功能急剧恶化，出现了医师最不愿意看到的凝血功能障碍，持续出血不止。虽经过多方积极抢救，依然走上了不归之路。

我还遇到过一个三十多岁的肥胖患者，酷爱饮酒，体检查过肝功能和凝血功能正常，但却因为对肝脏长期的忽视，也在一次消化道出血时无法止住，失去生命。

医生永远都不可以有因噎废食思维，当然也永远不可以心存侥幸。即使存在小概率，也一定要尽百分百的注意、努力。

以下提醒医生同道重点关注：

1. 对于一个患者来说，有明确的肝脏疾病（慢性活动性肝炎、酒精性肝硬化之类），相对比较容易引起注意。但更多肝病在临床上往往是隐藏的，有时连常规的检测手段都很难发现，所以对于存在肝脏疾病风险因素的患者（如嗜酒、肥胖、糖尿病、药物滥用、输血、性生活混乱或有家族肝脏病史）应该详细检查。

2. 不明原因的血红蛋白、白细胞或血小板计数减少有可能因肝硬化引起,应该引起临床医师注意。

3. 肝硬化患者常伴有肝脏功能减退、蛋白合成能力低下、脾功能亢进、内环境紊乱等不良情况,手术和麻醉的刺激可能进一步损害肝脏功能,会出现复杂的病理生理反应,所以做好术前评估与告知非常重要。

4. 如果是一个胃癌患者,目前手术治疗仍是最重要的手段,一旦同时合并有肝硬化门静脉高压,则手术面临较大风险。然而,目前对胃癌合并肝硬化手术可能所致的术后并发症研究却相对较少。合并肝硬化的胃癌患者,肝功能异常、循环障碍、凝血功能障碍、低蛋白血症及机体免疫抑制状态等诸多因素相互影响、相互促进,可进一步加重机体损伤,并可能诱发其他脏器功能障碍,使患者处在一个极其复杂和危险的状态,所以实施手术需要考虑多方面因素。

5. 对急性肝炎患者,尤其可引起黄疸的严重肝炎患者行手术是不明智的。

四十八
"上蹿下跳"猴年端午节

古人云"日叶正阳,时当中夏",故"端午节"又称"天中节"。端者,正也;午者,中也。字面上理解端午节应该是又正又中、四平八稳的,但猴年的端午节因为一例消化道出血患者大伙儿忙得上蹿下跳。

可不,一接班,院前急救120送来了一个满身是血的年轻人。医生一问,患者对着医生虚弱地比画了两下。原来患者是个听力障碍人士,而且无人陪伴,见到此景,感到这下麻烦大了。

患者一般情况很差,脸色苍白,有严重贫血貌,身上有大量血迹,特别是下半身,血压也很低,基本可以诊断为出血性休克。于是,一边开通静脉通路,快速补液纠正休克;一边准备输血。

接下来最大的障碍是沟通问题。好在开始时患者还有些知觉和力气,躺着能通过书写简单回答一些问题。通过歪歪扭扭、断断续续的书面表述,医生整理了他的情况:几小时前患者突然便血,好像还有呕血。平素身体健康,老家湖北,独自在宁波打工。有几个朋友,但都是聋哑人,一时无法联系。交流异常艰难,花费了不少时间,却没有完全搞清楚病史。急诊血常规检查结果倒先出来了,护士慌忙报告:血红蛋白只有正常的1/4(3g多),随时都有生命危险!

立即准备输血,更重要的是要找到出血部位和原因,为止血提供依据。

患者一开始就无法表述清楚自己的确切发病过程,后来渐渐地写都写不动了。这给医师出了一个大难题,怎么办? 只能像盲人摸象一样,要摸遍全身才能知道大象的形状吗?

这时没有选择,得一步一步查。先从腹部CT开始,结果除了发现部分胃壁厚了一点、部分小肠壁有点水肿外,没有发现能帮助医师迅速查明原因的有价值的信息。

患者昏昏沉沉地睡着，可血便还在持续，整个急诊室都是血腥味与臭味。为了止血，紧急请介入科同仁会诊，希望通过血管造影，查明出血部位，如果同时能止血则更好。但当时患者情况实在太差，做介入诊断治疗的风险太大，必须先输血、纠正休克，先确保患者生命安全。

这时，有一个更坏的消息，患者的血型无法定下来。这时根本没有其他选择，除了紧急输血，没有其他更有效的治疗手段能缓解当前的窘境。好在输血科医师知道目前情况，非常努力，经过反复对比，判断该患者最有可能的血型是 A 型。为了患者的生命，没有办法只能先输上，在多双眼睛的严密监视下，A 型血输入患者体内。万幸的是，一切顺利，他的情况稍有好转。

输血问题解决了，患者暂时稳定了，为了找到出血部位，查明原因，我们立即组织了全院紧急总会诊。各科主任专家迅速集结到患者床边。患者这时已经根本无力写字，专家们把所有希望都寄托在我那点三脚猫哑语功夫上，齐刷刷地望着我，希望通过我的比画，把他们想搜集的线索"挖"出来。我所掌握的极其有限的哑语，在此刻显得山穷水尽，我又着急又无奈，硬着头皮、搜肠刮肚、手舞足蹈了半天，那夸张又诡异的动作差点把周围的同事憋出内伤，总算弄明白了患者有没有呕血这个核心问题。

有没有呕血为什么如此重要？我们知道，消化系统从十二指肠开始分为上消化道和下消化道。如果有呕血，说明出血部位多数是在上消化道，下消化道出血很少有呕血的；反过来如果没有呕血，这么出血的部位应该是在下消化道。弄清这一点可以大大缩小我们查找的范围。这下，范围被紧紧锁定在了上消化道。

根据患者表述的有呕血这一关键线索，结合 CT 的发现——胃黏膜局部增厚，大家通过反复商量，首先选择最方便又安全的检查方法——在急诊室床旁做胃镜检查。哪知，我们再一次扑了个空，胃镜还是没有发现胃内有出血病灶。

没有办法，想着法子继续做检查。第二次选择做腹部 CT 血管造影（腹部CTA），因为这是一种发现小肠出血的行之有效的方法之一。哪知，CTA 仅提示患者小肠壁广泛水肿，局部有节段状小肠黏膜增强改变，还是没有发现有活动性出血的部位。出血部位再不找到，出血再不止住，再多的血液和液体输进去，也跟个没有塞子的水槽一样，始终处于警戒线以下。

没有办法，查了上面没有，只得查下面，当时想想可能性不大。没想到，通过结肠镜检查发现了结肠有巨大的溃疡，也就是患者的出血部位竟然在下消化道。患者的表述不清或者无法表述，给治疗带来了巨大的谜团，加上自己手语水平太差，要拨云见日，真是难上加难。好在终于明确了诊断，患者转危为安。

在前段时间的热播剧《人民的名义》里,反贪局长侯亮平在审讯刘新建时说:对你,我可以"零口供"办案。这是一个检察官对自身业务能力的自信。作为医生,也要学习在"零主诉"的状态下诊断治疗? 这是对医生而言是最大的考验。

【临床医学诠释】

1. 在急诊科,消化道大出血是常见的急症之一,特别是出现休克、病情垂危时,选择正确的处理方法和操作流程是临床上的基本功之一,有时临床情况远比想象或指南上复杂得多。本例就是一个典型的案例,没有想到最后的选择才是正确的,值得深思。

2. 该病例最大的问题是沟通障碍。我自认为学了一点哑语,平时在与患者沟通中也很顺利,以为这次又可以派上用场,结果翻船了。日常中我一再提醒自己,一个有经验的医师容易犯"习惯成自然"的错误,我也经常教导年轻人必须学会逆向思维,否则一旦养成想当然的思维模式,错误的选择就离你不远了。没想到自己也犯了同样的错误,这就是医学的本来面目。

或许你可以解释为患者没有医学知识,语言沟通又有困难,误认为自己有呕血,但我们自己能宽恕自己吗?

3. 该病例我们先后请了外科、消化科、放射科、介入科、输血科、内镜室专家参与会诊,先后做腹部 CT、急诊胃镜、320 排 CT 腹部血管造影和肠镜检查,最后的结果提示我们在急诊应对复杂性大消化道出血时,还有许多要改进的地方,也希望同道多多指点。

4. 疑难血型鉴定相关的知识非常缺乏,必须得好好学习。

【输血相关知识】

一、危重患者需要输血时,一定要先做血型,再做血交叉,在保证用血安全的情况下才能输血。

血型是根据红细胞膜上蛋白结构特征(医学上叫抗原)来决定的。在日常工作中,如果一个患者需要输血,那么先要做血型,血型不配的血是不能输的,否则不但起不到抢救效果,还会加速患者体内仅有的维持生命的红细胞破坏溶解,病情会迅速恶化,这在临床医疗工作中是绝对不容许的!

人类最常见的血型主要有 ABO 血型系统和 Rh 血型系统(平时所谓的熊猫血),当然人类还有更特殊的血型。

为了把问题讲清楚,先来解释一下抗原与抗体相关概念。人体中的抗原会刺激人体产生相应的抗体,抗体与相应的抗原结合后会杀死相对应的抗原的生命体。我们的前辈正是利用这一特点来预防疾病,如用含有天花、麻疹、破伤风等的抗原(或减毒的病原体,不会致病)注射到人体中,使人体产生相应的抗体,下次当真正的病原体来侵犯人体时,打过疫苗的人体早有抗体,就会杀死真的病原体,保证人体不得病。

上帝给予人体的安排是何等巧夺天工,如果你是 A 型血,人体血液中绝不会有 A 型抗体,否则 A 型红细胞就会被 A 型抗体破坏,生命就不复存在。具体说,A 型血的人,血清中只存在抗 B 抗体;同样,B 型血的人,血清中只存在抗 A 抗体;AB 型血的人,血清中既没有抗 A 抗体,也没有抗 B 抗体;那所谓万能血型 O 型血的人,红细胞上 A 抗原、B 抗原都没有,血清中就会存有抗 A 抗体、抗 B 抗体。

做血型鉴定是为了保证用血安全,一定需要做正反血定型。正定型:就是用已知抗体的标准血清与患者的红细胞发生凝集反应,如果红细胞膜上存在 A 抗原,则必然会与标准血清中的抗 A 抗体发生直接凝集反应,和抗 B 抗体不凝集,则鉴定结果为 A 型。其他血型亦同。反定型:就是用已知血型的标准红细胞与患者的血清发生凝集反应,如果患者血清中存在抗 B 抗体,则必然会与标准红细胞中的 B 抗原发生直接凝集反应,和 A 抗原不凝集,则鉴定结果为患者血清中存在抗 B 抗体,推得红细胞上存在 A 抗原,血型为 A 型。Rh 血型亦同。

有了血定型还不够,输血前必须做交叉配血。交叉配血是确定能否输血的重要依据,两侧均不凝集才可输血。将献血人的红细胞和血清分别与受血人的血清和红细胞混合,观察有无凝集反应,这一试验称为交叉配血试验。具体讲:在 ABO 系统血型相同的人之间进行输血,在输血前必须进行交叉配血试验,即不仅要把供血者的红细胞与受血者的血清进行血清配合试验(这称为试验主侧);而且要把受血者的红细胞与供血者的血清进行配合试验(这称为试验的次侧)。

这样,既可检验血型测定是否有误,又能发现他们的红细胞或血清中,是否还存在一些其他的凝集原或凝集素,足以引起红细胞凝集反应。

二、每个患者的血型都一定能搞清楚吗?

通过上述方法仍决定不了血型的叫血型待定。主要原因是有以下几种情况:①血型抗原或抗体的减弱都会导致血型正定型与反定型不符合,这种情况只能报告血型待定。②某些特殊人群,如白血病、溶血性贫血、骨髓移植、病毒感染、先天球蛋白缺乏症、某些不明原因的疾病等。个别医院曾有患者的血型既没有抗原表达也没有抗体表达的情况,最终死于严重感染。

三、血型定不清的患者能输血吗?

为了抢救患者,血是一定要输的。

那怎么办呢?临床输血技术规范和医院临床用血管理委员会制订的应急

预案明确规定,只能输 O 型红细胞和 AB 型血浆。

本例患者虽然血型定不清,但经过输血科的反复比对,用 A 型和 O 型红细胞配血后,A 最符合,基本判断为 A 型可能性为大,所以我们还是决定输 A 型血。

当然输 O 型血没有任何问题,血液科的移植患者常规使用的就是 O 型血。血型定不清的患者,一定要请输血科会诊,这是必须的。

四十九

胎盘的血泪控诉

大家好！我是胎盘，尽管很多人都认识我，但在如此难得的场合，如此难得的平台，我还是要隆重地介绍一下我自己。

我住在子宫壁上。我不是一个伴随人类一生的器官，我的一生只有短短的十个月，相比人的一生，这十个月简直可以忽略不计。但我可以很自豪地说，我是人类的起源。没有我，哪有读者您哦！

有人不服气了，人类的起源明明是受精卵，这是不争的事实。不过请您看看我的本领，我为何而存在？受精卵不过是个肉眼都看不到的小东西，它在母亲的宫腔里四处游荡。这小东西的形成概率可是不高呢，我义不容辞要呵护它。

既然选择了对它负责，就要陪它一生。我开始不断地寻找子宫内膜中的营养，供给这个我悉心呵护的宝宝。同时我又不断地修炼功夫，慢慢地有了四套武功：第一，物质交换功能。气体交换（氧和二氧化碳交换）；营养物质供应（供给胎儿发育所需要的所有营养物质）；排除胎儿体内的代谢产物。第二，防御功能。尽管胎盘的屏障作用极为有限，但对有些细菌、病原体和药物是有一定的屏障功能的。第三，合成功能。如人绒毛膜促性腺激素、人胎盘催乳素、雌激素、孕激素、缩宫素酶、耐热性碱性磷酸酶、细胞因子与生长因子。第四，免疫功能。使母体能容受、不排斥胎儿。

我竭尽全力把我的功夫发挥到最大，为此，我一天天老去。可我从来没有后悔，我看着我全心呵护的宝宝长大成形，看着它健康有力，甘之如饴。

可是，我选择了这样地呵护人类，人类选择了怎样的方式对我？

我的厄运是从剖宫产手术开始。不知什么时候，没等我把使命完美地终结，人类就强行剖开了子宫，把我和宝宝残忍地分离。天知道这种感受多么痛苦！我都来不及好好跟我的宝宝道个别，甚至我都来不及感谢一下给我提供了营养的子宫兄弟。伤害我还不够,我的子宫兄弟也受到了重大牵连,它完整的身体上留下了丑陋的瘢痕,还有一辈子无法修复的残缺。这些残缺本来也没有太大影响。可现在呢?

是的,生育政策放开了,又有许多受精卵到来。我并不记恨前一次的伤害,我依然尽心尽责保护人类。可是,人类呢?他们压根儿不知道我和我的子宫兄弟所受的创伤,自顾欢天喜地地准备迎接小生命。我该说你们愚蠢,还是说你们自私?

好吧,我真的不会记恨,每一个受精卵都是我的天使。可我已经找不到更好的地方扎根了,我的子宫兄弟已经丧失了元气。即使我好不容易找了地方寄居下来,可随着宝宝的长大,我不得不不断地强大自己的根基。总共那么点空间,我怎么可能避开瘢痕?瘢痕是子宫兄弟死去的心,那里已经没有提供我能量的来源。眼看着宝宝嗷嗷待哺,我咬紧牙关,掘地三尺,艰难地往下、往外攀缘……,一步一步,越走越远。我去过子宫外面,甚至穿过肠子、穿过膀胱。哪里有宝宝需要的养分,我就去向哪里,我只要这个小宝宝好好活下去。我在这条执念的路上越走越远,也留下了盘根错节的足迹。可是我没有想到,这些足迹最后却成了深重的罪恶。

等到宝宝要出来的那天,我已经和周围的脏器纠缠得难舍难分。我想我是无私的,我纠缠它们只是为了宝宝。可我却给医生出了一个巨大的难题,甚至给产妇下了一道死亡的符咒。我亲眼看见医生为了清理我的足迹,一群人战斗还满头大汗,我也亲眼看见产妇为了我失去了生命,更严重的时候我连我呵护了一生的宝宝都没能保住。那时的我罪孽深重,可是,这罪孽的源头在哪里?

我是悲怆又无奈的。我只想说:请让我好好地,好好地做我自己。

我居然成了继羊水栓塞之后的第二杀手!

健康宣教

大部分女性在生育第一胎的时候选择了剖宫产,在接受剖宫产手术时,医生会在子宫上开个口,取出婴儿后再进行缝合,因此会留下瘢痕。这个地方常常有微小的裂隙,宫腔和黏膜层不完整,肌肉层之间更有缝隙,第二次受孕时,胚胎如果刚好在附近着床(瘢痕妊娠),那么它就像一颗种子一样向肌肉层生长,生出根须并通过缝隙把肌肉撕开,进而容易导致子宫破裂或大出血,特别是同时又发生中央性前置胎盘,这就跟"羊水栓塞"一样,是产科医生的噩梦。

随着三孩政策的开放,一定要更加警惕瘢痕妊娠。据统计,一次剖宫产后发生"瘢痕妊娠"的概率是无剖宫产史的 5.3 倍,而在由于重症出血需要切除子宫的产科病例里,有 20%~30% 与"瘢痕妊娠"有关。现在医学上的剖宫产手术大多数采取的是子宫下段(子宫下半部)横切口,而正常情况下胎儿着床的位置应该是子宫底(子宫的上半部),这个部位子宫的组织是正常的,一般不会有问题。但如果产妇在接受第一次剖宫产时由于胎位的问题,采取的是"古典式"剖宫产(切口是纵向的,跨过整个子宫),那么发生"瘢痕妊娠"的概率就会相对高一些。

瘢痕妊娠的风险:①瘢痕妊娠的凶险程度与异位妊娠相当,不及时终止妊娠的话有可能引发大出血;②剖宫产后再妊娠,除了有瘢痕妊娠的危险,还会面临子宫下段瘢痕裂开的风险,前置胎盘、胎盘植入等的风险也会增加,进而增加产后出血的可能。③因发生瘢痕妊娠,如果从原来的瘢痕切入,则容易伤及胎儿,应寻找没有胎盘植入的位置作为取出孩子的新切口,但有时很难找到合适的位置。另外一个问题是胎盘剥离,这里稍有不慎,产妇就会发生大出血、子宫切除,甚至丧命的危险;孩子分娩出后,如不能尽快剥离胎盘,则很容易发生致命血栓。

特别提醒:①对于有剖宫产史的女性而言,在再次受孕的中晚期一定要定期检查,通过 B 超检测,一旦发现危险因素则要尽快入院干预。②孕产妇一定要慎重选择第一次分娩方式,不要轻易选择剖宫产;剖宫产后的妇女,应做好避孕措施,防止意外妊娠;有剖宫产史的高危孕妇,在妊娠早期应进行阴道超声检查,确定胚胎附着部位,如为瘢痕妊娠则应尽早明确诊断,终止妊娠。

五十
相思有毒

红豆生南国，春来发几枝。

愿君多采撷，此物最相思。

念着这首诗，要是手里再拿上一枝红豆，清风吹来，带着鬓角的头发飘起，让思绪飘往南国，那意境，别提多陶醉了。

可是前几日杭州萧山的一位姑娘却差点因为这"相思豆"丢了性命。

患者20岁左右，是个外地来萧山工作的姑娘。自己觉得"相思豆"和赤豆、绿豆差不多，就试着在自己的粥里加了两颗。没想到喝下粥后不久便感到腹胀难忍，一下慌了神，就匆匆赶来我院急诊科。

接诊医师当得知那位姑娘吃了"相思豆"，感到非常好奇。一问原因，原来是患者听朋友说"相思豆"可以增强免疫力，但我们从来没有听说过这个说法。接诊医师也只停留在"愿君多采撷，此物最相思"的认识上，自己没有诊治经验，于是立即汇报上级医师寻求帮助。现场的医务人员好奇地打开手机查阅文献，随着手机屏幕上信息一页页出现，让医务人员吓了一大跳，原来该豆子为剧毒植物，并且无特殊解毒剂。静脉注射致死剂量为 0.01mg/kg，56.7g 的种子可以让马匹丧命。种子经细嚼可引起剧烈腹泻、困倦及共济失调。豆子外壳破裂后食用一颗足以致命，于是接诊医师又急忙追问患者是否咀嚼豆子，患者当时也无法回忆清楚。气氛一下紧张起来了，医师立即给予患者洗胃、导泻及补液对症治疗，然后转至我院急诊重症监护室进一步监护治疗。

好在血液检查各项结果都为正常，但由于未能在粪便及洗胃液中找到"相思豆"，也不知道"相思豆"在胃肠道内有没有破裂，面对一个如此年轻的患者，医务人员多么希望能够早点找到完整的豆子解除警报。接下来的三天时间，这种危险的阴影一直笼罩着科室里所有医务人员，每当患者排出一次大便，就好像看到了希望，顾不得那难闻的臭气，睁大眼睛细细寻找。最后功夫不负有心人,在第三天的一次大便中找到了那两颗可能致命的豆子,好在外壳尚为完整,那颗悬着的心终于放下了。连续几天复查了相关指标都没发现异常,患者也死里逃生,平安出院。

美丽的言语,不一定有美丽的心灵;美丽的外表,说不定藏着致命的毒汁。

相关知识

相思豆为豆科攀缘藤本植物,又名红豆、相思子、爱情豆等。原产于印度尼西亚,现广泛分布于热带和亚热带地区,比如美国的夏威夷和佛罗里达州、埃塞俄比亚等,我国的广东、广西、云南等地区也有分布。应与日常生活中食用的赤豆(红小豆)区分开来。其叶、根、种子均含毒,以种子最毒。相思豆种子中含相思子毒蛋白,其含量占种子的 2.8%~3.0%,并含相思子碱、海巴佛林、葫芦巴碱及相思子酸等。相思子毒蛋白是一种剧毒性高分子蛋白毒素,成年人摄入致死剂量为 5.0~7.0g/kg,在非常低的浓度时这种蛋白毒素即可使红细胞发生凝集和溶血反应,对黏膜有强烈刺激性,对其他细胞也具有细胞毒性作用。相思豆有剧毒,一旦误食(嚼碎 2~3 粒咽食),轻者可引起恶心、呕吐、腹泻、肠绞痛等症状,重者数日后可出现溶血、呼吸困难、发绀、脉搏细弱、心跳乏力等,甚者可因昏迷、呼吸衰竭、肾衰竭而死亡。

由于相思豆颜色艳丽,很多商家把它串成手链作为工艺品出售。有报道称,制作工人在串手链时戳破相思豆外壳,同时扎破了自己的手指后中毒身亡。国内相思豆救治病案报道极少,由于无特效解毒剂,大量服用者短时间内即死亡,少量服用者急救措施与普通毒物急救方案类似:清除毒物(洗胃、导泻)、保护消化道、保持脏器功能,维持有效循环血量。

这例中毒病例让我想到了近几年日益增多的食用植物及中药引起的中毒。随着人们生活水平的日益提高,健康也成为人们关注的话题,许多人会选择中药进补,食疗;还有一些人会吃一些自己都说不上名字的植物,喝药酒,吃一些稀奇古怪的食物。但在中药进补、食疗过程中,往往会忽视了它们的毒性,很可能没有起到应有治疗效果,反而因此而中毒。急诊科经常会收治一些中药、植物等中毒的患者,如乌头碱、曼陀罗、马兜铃等中毒,但往往没有特效解毒剂,并且毒性较大,甚至会短时间内致命;有些为多种成分混合中毒,给治疗带来了很大的难度。我们也提醒大家,服用药物时一定要遵照医嘱,切勿服用一些不知名的植物、药物或者药酒。若误服一些未知的植物或者中药成分,应立刻到医院就诊,以免错过最佳治疗时间。

(本素材由浙江大学医学院附属第二医院卢骁提供)

五十一
孕之殇

何为"殇","殇"指幼年夭折或为国战死者。文人常喜欢用"殇"来描述季节，表达感情。今天想谈谈一种特殊的"殇"，我称之为"孕之殇"。

3月22日，对于刚刚妊娠的小陈来说是个特殊的日子。喜获二胎的幸福感还没有好好感受，一场灾难却悄然降临。

那段时间，29岁的二胎准妈妈小陈一直感觉腰酸背痛。起初以为妊娠之故，哪知越来越严重，尤其平躺的时候。小陈在家人陪同下去了附近一家三级医院。医生体检后也觉得奇怪，眼前这位早孕二胎准妈妈，除了腰背酸痛外，没任何其他症状。围绕腰背酸痛深入做的体格检查、急诊心电图、血液指标、心脏损伤等，除了白细胞比例升高外，其他也一应正常。

小陈带着满腹的疑惑遵从当地医生建议来到我院。急诊医生接诊后再次细细问诊、体检、检查，包括其他病史以及第一胎妊娠及分娩过程，也找不到蛛丝马迹。

看到这里，有不少朋友会"剧透"了，孕妇腰酸背痛很正常啊。是的，我们知道，随着子宫内的胎儿增大，孕妇的脊柱生理弯曲度会改变，绝大多数的孕妇或多或少会有一点腰背酸痛，不值得做成文章吧？但是医生的思维却不允许这样的想当然。

当时，急诊依然处于日常的活跃成菜场般的状态里，尽管医生也百思不得其解，但小陈执着地陈诉着她的腰背酸痛，医生不敢掉以轻心。每个急诊医生都知道，在急诊，没有小事，只怕你没有慧眼识破。

再次认真询问了病史，妊娠才两个月多，确定没有外伤史或腰部扭伤史。但小陈很坚定地说这一胎的感觉与上一胎相比有说不出的异常。第一胎妊娠时，两个多月根本不会有腰酸背痛的感觉，到了妊娠五六个月才稍有轻微腰背酸痛。就是这句话，让医生敏锐地捕捉到了一个重要信息，患者的表现与妊娠

124

时间不相符！近年来孕妇血管性事件频发，为了除外孕妇伴发致命性疾病的可能，于是除了复查了心电图外，又开了一张血D-二聚体化验单。

为了把问题说清楚，我们先来解析一下什么是D-二聚体，含量升高有何意义。正常人体的血管是不会引起凝固的，它有一套非常复杂完整的防止血液凝固的系统，一旦因各种原因引起血管内血液黏稠度过高，出现小小血栓时，人体自动会起动溶解血栓的系统，防止血栓进一步扩大。D-二聚体是一种血块形成过程中的一种组成成分，人体血管中的血块溶解中，D-二聚体是一种特异性降解产物。

D-二聚体主要反映纤维蛋白溶解功能。增高或阳性见于继发性血液高凝状态、弥散性血管内凝血、肾脏疾病、器官移植排斥反应、溶栓治疗等。

只要机体血管内有活化的血栓形成，就会有血栓溶解活动，自然D-二聚体含量就会升高，当D-二聚体明显升高时，就提示血管内有血栓形成。D-二聚体含量越高，则血管内的血栓越多，可涉及心肌梗死、脑梗死、肺栓塞、静脉血栓形成等致命性疾病。

对于小陈这样一个年轻的孕妇，心电图排除了急性心肌缺血或心肌梗死后，剩下的最令我们担心和害怕的，也是最危险的，恐怕就是下肢静脉血栓引起的肺栓塞。因为妊娠后子宫增大，会压迫下肢静脉回流，加上运动少，孕妇的凝血功能相对亢进，这些都容易引起下肢血栓栓塞，后者随时有可能发生栓塞脱落，栓塞肺血管发生意外。

果不其然，D-二聚体检测结果比正常值高了十多倍。

难道真的是下肢静脉血栓？那么，这就是一颗定时炸弹啊！下肢静脉血栓或许还不那么可怕，但它随时会引发的肺栓塞可是会直接要人命的。

眼下，要明确有无下肢静脉血栓还有B超这个手段，但是要明确诊断有无肺栓塞必须要做CT肺动脉造影（诊断肺栓塞必须做的检查）。可是，CT检查对妊娠2个多月的孕妇意味着什么，不言而喻。

况且，妊娠也可能导致D-二聚体明显升高，究竟是生理性增高还是病理性，与腰背酸痛有何关系？谁都不敢贸然下决定。

下肢超声及心脏超声检查，既没有发现下肢静脉血栓形成，也没有右心室压力增加的表现，小陈也没有低氧情况。这都明确地告诉我们，小陈目前没有下肢静脉血栓及肺栓塞的征象。经过这些检查已经到凌晨一点多了，问题最后的焦点落在孕妇的D-二聚体升高是生理性还是其他问题，诊断陷入困境。

如果您是医生，会怎么处理？

这里要说明一点：妊娠虽是一种生理过程，但随着妊娠月份的增加，特别是妊娠中、晚期，体内凝血成分和纤维蛋白溶解活性会出现明显改变，表现为凝血功能增强、抗凝及纤溶功能减弱,出现所谓妊娠期高凝状态。这一妊娠期生理变化为产后快速有效止血和加速子宫内膜再生与修复提供了物质基础,血浆中的 D-二聚体也会有所增加。

面对眼前的窘境,看着小陈痛苦又急切的表情,值班医师非常认真,又重新检查患者的腰背部情况。检查结果与前还是一样,既没有红肿,也没有压痛,眼前这个患者的腰背酸痛不能用局部的病变或损伤来解释,但这时患者感觉有点胸闷。无奈只得请上级医师会诊(这是一项重要制度,执行了急诊医疗相关制度,也是防范风险最后一道屏障)。上级医师会诊后发现患者有三大特点:一是腰背酸痛;二是化验血 D 二聚体高;三是一个孕妇。更重要的是,经仔细观察,患者高度近视,身体也比较修长(有没有马凡综合征?后者极易发生大血管病变)。经过反复思考与分析,应该判断孕妇有无隔层动脉瘤,故建议还是要做一个增强 CT 为好。

虽然已经深夜,但考虑到小陈是一个才妊娠两个月的孕妇,做 CT 对胎儿一定会有极大的影响,所以与小陈和她家人充分的沟通是非常重要的。经过详尽的解释,分析做 CT 的利害关系。这是一场心理战术,小陈和家人从开始的不接受到后来的同意,经历的是我们很能理解的一场艰难的选择。好在,家人通情达理,孕妇的生命放在第一。

结果真的是非常严重的隔层动脉瘤(图 51-1~图 51-2),在上一部书中的第五十个日志《肺炎与腹主动脉瘤的"情结"》一文已经解释了动脉瘤的危害,患者的胸主动脉到腹主动脉内膜出现明显撕脱征象,小陈随时会出现生命危险。我们为自己赌一把的心还没放下,又被生生地提到了嗓子眼里。接下来,就是一场生与死的赛跑。

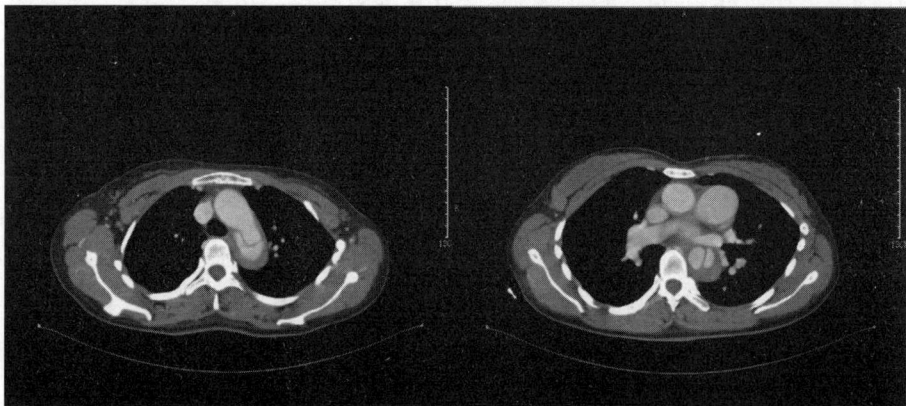

图 51-1　CT 显示有胸主动脉夹层动脉瘤

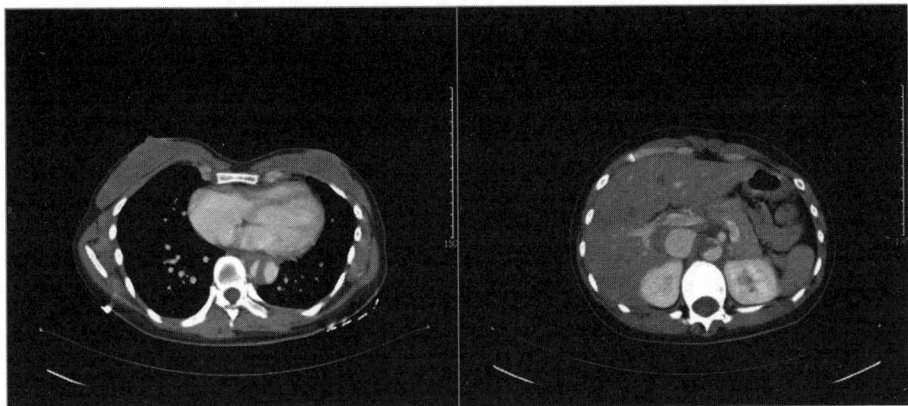

图 51-2 CT 显示有腹主动脉夹层动脉瘤

　　近一年来,我们医院已经有三例孕妇并发隔层动脉瘤的病例,大有超越羊水栓塞成为孕妇第一大杀手的可能,需要引起任何一位临床医师的高度重视!

🕐 **思　考**

　　1. 如果我们面对的是一位第一次妊娠的孕妇,腰背有一点酸痛,你会选择给孕妇做 CT 吗? 如果患者家人不配合,不同意做 CT,那我们该怎么做,我们有选择吗? 反之,如果做了 CT 不是隔层动脉瘤,这个责任你负得起吗?

　　2. 如果孕妇腰背酸痛,特别是突然起病、仰卧时加重、弯腰后稍缓解,那么可能是隔层动脉瘤的一种早期表现,应高度重视。

　　3. 本例患者有高度近视,身体也比较修长,自然发生血管隔层瘤的可能性大大增加,但如果没有这些特点,你会怎样选择? 这些都给临床医师带来极大的挑战。

　　4. "三孩"政策实施后,有计划生二胎、三胎的妇女,准备妊娠前是不是应该做一个全面的体格检查,做好孕前评估工作?

五十二

医生的另类痛苦

医生的职业大多数能带来幸福,尽管这幸福很多时候需要一颗强大的心去感悟。医生深知医学的局限性,所以也就没有了那么多关于生与死的纠结。不畏生死的医生是强大的,但这样的医生依然会有痛苦,这种痛苦大多数时候来自对生命的一腔热忱却被冷漠的人性无情伤害。

这是我前阶段刚刚经历的故事。

她是一位非常可爱的准妈妈,妊娠已近三个月,因为被诊断为左下肢静脉血栓形成,转到我院急诊。妊娠出现下肢静脉血栓有它的特殊性。

孕妇是下肢静脉栓塞的好发人群,原因很多,其中妊娠凝血功能增加与妊娠子宫压迫下肢静脉的血流是主要原因,而这种疾病有一定的比例会发生肺栓塞,后者会致命的(大家可以参见上一部书中第三个日志《从医 30 年最艰难的选择》)。但对一个孕妇来说,一旦发生肺栓塞,给诊断和治疗会带来极大的困难和挑战,一是治疗肺栓塞的药物可能会引起胎盘剥离、出血等,对胎儿是致命的;二是如果不及时治疗,那么会导致母婴双亡,急诊中的急诊。

入院后,科内马上组织了认真的讨论,研究对策。妊娠发生下肢静脉血栓形成,从统计学来说(国外资料)发生肺栓塞概率在 10%~20%,因为是孕妇,治疗上会遇到很大的麻烦。第一,很多治疗药物或抢救治疗措施对抢救孕妇的生命是非常有效的,但对三个月以内的胎儿可能是致命的或有致畸可能;第二,孕妇的下肢静脉血栓或肺栓塞,至今全世界没有做过一个非常好的循证医学研究,治疗孕妇下肢静脉血栓或并发肺栓塞是根据非妊娠试验结果,在综合考虑孕妇病情、胎儿的情况和药物副作用等基础上进行推演,治疗上需要仔细分析,根据妊娠期时期不同、病情的变化可能随时改变治疗策略,给医师带来极大的挑战。

循证医学对公众来说是很难理解的,我换一句通俗的话来说,我们治疗疾病需要做临床试验,同样病情的病例,一组患者用原来的治疗方法,另一组患者用新的方法,然后进行对照比较,看看哪一种治疗更有效。

为了保证母胎安全,我们首先选择了抗凝药物中的普通肝素抗凝治疗。虽然有很多抗凝药物可以选择,但普通肝素一是不会通过胎盘影响胎儿的生长,二是这种药物半衰期短(半衰期短的药物,起效快失效也快),万一在用药期间出现副作用或患者出现阴道出血等表现,停药后药物作用很快就会消失(急救时用半衰期短的药物也是一重要原则),以防大出血、流产等,尽量把不良事件掌控在最低水平。同时,为了应对下肢血栓栓塞脱落发生肺栓塞血栓(轻的出现胸闷气促,重的出现猝死),我们特地在她床旁准备了一种国际上公认有效和急救的药物(r-TPA)。

面对两条生命,积极做好病情介绍和沟通工作非常重要。大家可以换位思考,这位年轻的准妈妈怀着一个还没有完全成熟的鲜活生命,得了这样一个疾病,心情一定非常复杂。作为医生有责任向患者家人解释病情、目前的状态及可能发生的意外,以取得了家人的积极配合。当然也要明确指出如果发生肺栓塞,我们的救治原则是:先保孕妇后保胎儿(这点有时要达成共识是非常困难的)。作为当事人很难舍弃是可以理解的,但从医疗上必须这样做,违反这一原则引发母子双亡的教训还不够多吗?经过努力,患者的父母非常理解医师的想法和建议,我们非常欣慰。

治疗在有条不紊地按计划进行着,患者下肢疼痛开始慢慢减轻了,水肿开始逐渐消退了,胎儿一直安好。保住母子平安的概率越来越大了,我们都特别高兴,这是所有人都想见到的结果。

为了治疗取得更好的疗效,她住院后的每一天,我一早到医院第一个就去看望她,看到患者的病情一天一天在好起来,家人也开始露出了笑脸,自己作为医师也非常高兴。

一周后,与往常一样,先去看望这位准妈妈,期望可以再次看到她那灿烂的笑容。可一进病房便看到她的父母神情凝重,眼睛紧紧盯着她那宝贝女儿,隔着被子可以听到低沉的哭声,哭得非常伤心,感到发生了什么,一下怵了。

经了解后才知道,原来她的丈夫一天前在网上整整查阅一夜的相关资料,发现该病这么危险,于是第二天就火急火燎赶到医院,不但没有去好好安慰自己的妻子,相反非常绝情,提出要她立即做人流,否则一切后果由她负责,毫无商量余地,否则就离婚。这让所有在场的人都感到十分震惊,怎么会有这样的丈夫。

这位丈夫是钢琴师,留下一句话后就走了,到我写日志的时候这位孕妇已经在医院里整整住了四周,她丈夫自从那以后总共只来了两三次,她的公公婆婆再也没有来过医院。我怎么也不能理解,一个搞艺术的钢琴师,他的心灵原来是那么的可怕,他这样的品性、这样的品德有什么理由和资格去教孩子钢琴呢,他的内心世界安宁吗?

这是我从医生涯中感受到最难以忍受的痛苦,真的非常痛。疾病固然可怕,但比疾病更可怕的是当危机来临时亲人的绝情。

这位孕妇整天泪流满面,心情极度低落。

我们所能做的就是每天多去看望她几次,安慰她。

每天一早在微信上问她好,献上几朵小红花。每天多几句安慰,多与她谈谈人生。

我们坚信她一定能战胜眼前的困难,胜利是属于她的! 因为她本是一位非常阳光的女孩。

最后我们欣喜地看到这位可爱的女士终于慢慢摆脱了心理的阴影,慢慢开始露出开心的笑脸。

患者有很多的痛苦,有很多的折磨,释放往往来自医生的抚慰。因此,一位好医生的标志是治好病,也包括让很多人感受到希望和温暖。

孕妇预防静脉血栓的建议

孕妇如何进行静脉血栓的预防呢? 大家都知道静脉血栓多发生在孕妇身上,不论是产前还是产后都可能出现,因此要注意全面的预防,那么具体的预防方法有什么? 请看下面的详细介绍。

1. 妊娠期应经常做下肢的屈伸活动,可以调动小腿肌肉泵的作用,增加静脉流速,促进下肢静脉回流。

2. 妊娠早期可仰卧床上,抬高双下肢,使两腿交替屈伸,像骑自行车一样的动作。后期子宫增大后,不便仰卧时,可以侧卧。先活动一侧下肢,然后翻身,改为另一侧侧卧,再活动另一侧下肢。活动的重点是膝关节和踝关节,这样可以降低下肢静脉的压力,加速下肢静脉流速,有利于下肢静脉回流。

3. 可选择弹力在 15~20mmHg 的弹力袜。一双弹力袜就能达到妊娠及产后的预防效果。妊娠期穿弹力袜的孕妇,应继续穿至产后能正常活动为止,这样不但能预防下肢深静脉血栓形成,还有保持体形的作用。或用弹力绷带包扎双下肢,只需包扎至膝关节下方 3~5cm 即可。这样可以减少下肢静脉在下肢停留的时间,以达到预防效果。

4. 不少公众认为产后应该好好休息,这没有问题。但不能走极端,如果因此长时间躺在床上很少活动,这不但不利于子宫附件的康复,还有可能引起下肢静脉血栓。因此,应摒弃传统的产后坐月子的陋习,产后早期可在床上适当活动下肢,最简单的动作就是屈伸膝关节和踝关节。方法是:用力向下伸脚,尽量使踝关节伸直,保持 1~2 秒;然后用力将脚背屈曲(勾脚),再保持 1~2 秒,如此反复练习,这样可调动小腿肌肉泵的作用,加速下肢静脉流速,也有利于下肢静脉回流,可有效地预防深静脉血栓形成。

以上介绍了静脉血栓的四大预防方法,广大孕妇要注意产前及时进行预防,多活动,多锻炼,产后也要加强护理和保健,防止下肢静脉血栓的形成。

难忘的急诊科第一个夜班

八年前一个冬天的夜晚,那天我第一次单独在急诊科值夜班,可以说是处于紧张与兴奋交织的状态,还稍带有点恐惧,生怕第一次值班出洋相。好在那天不是特别忙,还算幸运,不过一位感冒的患者却给我留下了深刻的印象。

刚接班不久,急诊科墙上时钟指向 6 点,清楚地记得外面刮着西北风,街上可谓是人迹罕至,可急诊科却人头攒动,与室外形成鲜明的反差。这时一位淳朴的中年妇女走进诊室,操一口外地口音。乍一看,是一个很普通的患者。还没等坐下来,她就急匆匆地诉说道:"医生,我前几天鼻塞流涕,稍微有点咳嗽,我自己吃了氨酚咖那敏片,两天后鼻塞流鼻涕好点了。今天早上喝了点牛奶,有点凉,到中午吐了两回,吐出的是刚喝下去的牛奶,整个下午肚子总是咕噜咕噜地在叫,能给我点药吗?"病情简明扼要。

急诊预检护士给患者测量的体温为 38.7 ℃,血压为 110/70mmHg,患者诉说病程很简单,我心想不就是上呼吸道感染和急性胃肠炎吗?这是急诊最普通不过的病了,以往实习时见得多了,想想给她输点液体就可以了。但可能是第一次上夜班的缘故,心想还是仔细一点好,随即数了患者的脉搏。脉搏不快,细细数了一分钟,在 56 次/min 左右,感到有点奇怪。为了证实这一情况,我又听了心率,确实没有错,平时强体力劳动或是运动员,心率稍稍慢一点是正常现象,但发热时患者心率应该稍快一点,总觉得这背后似乎还隐藏着什么问题。

"您最好做个心电图"。

还没有等我说完,她非常不理解,随即大声吼道:"医生,我只是吃坏肚子了,和我心脏有什么关系,不会是赚我钱吧,我是外地人,我没有多少钱的,不想做。"

话音刚落,围在周围的患者齐刷刷地把眼睛盯向了我。这中间,有鄙夷、有不屑、有责备,似乎我就是一个为了赚钱、昧着良心乱做检查的医生。我理解他们的想法,换位思考一下,一个普通老百姓,吃坏了东西叫她做心电图是没有办法理解,当然我也可以省点事,叫患者签个字就好了,可我并没有那么做。

我坚定地把目光投向这位患者,诚恳地说:"大姐,您看,您现在发热,体温高,按理说心跳应该快一点,至少应该是80~90次/min,但刚检查发现你的脉搏只有50+次/min,只是一般人的一半左右,所以还是去个做心电图放心,再说心电图10元钱,不贵的。"

我很欣慰还是说服了她。十几分钟后,小小心电图上出现了那种熟悉的波形,发现患者正常心房的起搏信号完全不能传达到心室,也就是说心房与心室不协调,各管各的工作,瞬间给我惊出一身冷汗。这是一个典型的三度房室传导阻滞,非常危险,联想到患者事先有感冒及上呼吸道病史,我心里一声惊呼:重症心肌炎!好险,好险!庆幸自己数了一下脉搏,庆幸自己坚持要患者做心电图,否则极有可能还没有走出急诊科,就倒地猝死。于是立即联系患者家属、交代病情、告知病危,联系心内科值班医生,紧急行临时起搏器,转心内科住院。从明确诊断到患者转危为安,几乎是步步紧逼,一气呵成,这就是我的第一个急诊科夜班。

急诊科,一个紧张与忙碌互相交织的舞台,一个汗水与泪水不断流淌的战场。急诊科的生活是丰富多彩的同时也是单调的,说它丰富多彩,原因是每天发生在这些故事里的人,都是新面孔,故事情节也是各自不同;说它是单调的,那就是每个故事似乎都在重复上演,只是桥段之间略有调换,情节稍加改动。就在这样紧张忙碌、简单又丰富多彩的生活中,八年来,我一直坚持一个原则:值班医生做事,切不可想当然,做事一定要细致;要勤奋,不可懒惰;想到的事情,一定要实施。

(本素材由宁波市医疗中心李惠利医院提供)

🕐 **思　考**

　　1. 急诊科不管病情轻重,生命检查是必须执行的常规医疗制度,因患者一般情况尚可便没有测血压和脉搏而引发的医疗事件的教训还不够多吗? 本例如果因为工作太忙,医师如果没有去检查患者的脉搏和心律,极有可能发生悲剧。

　　2. 我们在解读体温、脉搏、呼吸、血压四大基本生命体征时,除了要看各项结果是不是正常,更重要的是要看这些指标是不是相互匹配。如一个感冒的患者,心率60~100次/min,是在正常范围内,但高热时,心率只有 60~70 次/min,或体温只 37℃多一点,但心率在 100 次/min 左右,心率与体温不匹配,这时你应想到患者有可能并发了心肌炎,这点必须引起高度重视。

3. 作为公众,感冒时应注意体温与脉搏(心率)是否相匹配,如果不匹配,特别是有心悸胸闷时则必须及时到医院就诊,当心心肌炎可能。也就是说,如果感冒发热,发现心率过快或过慢应及时到医院就诊。

心肌炎相关常识

心肌炎可发生于各年龄段人群,以青壮年发病较多。对于感染性原因引起的心肌炎,常先有原发感染的表现,如病毒性者常有发热、咽痛、咳嗽、呕吐、腹泻、肌肉酸痛等,大多在病毒感染 1~3 周后出现心肌炎的症状。心肌炎的临床症状与心肌损害的特点也有关,如以心律失常为主要表现者可出现心悸、严重者可有黑矇和晕厥;以心力衰竭为主要表现者可出现心力衰竭的各种症状如呼吸困难等;严重者可发生心源性休克而出现休克的相关表现;常见体征有窦性心动过速与体温不相平行,也可有心动过缓及各种心律失常,轻者可完全无症状,重者可发生猝死。

午夜惊魂之颤动的心

2014 年 7 月 22 日 0:55,救护车风驰电掣,一名 53 岁农民工被转运至中大医院急诊抢救室,还没等救护车停稳,就听到随车急救医生大声呼叫:"心搏骤停患者,情况十分危急。"只见随车急救医生还在救护车内做胸外按压,值班医生急忙迎上去一起将患者抬下救护车。此时患者神志不清,非常烦躁,皮肤湿冷。于是医生们马上把患者直接送入抢救室,立即吸氧、测血压、接心电监护仪,开通静脉通道,抢救迅速展开。

患者血压 221/182mmHg,严重缺氧(手指脉氧饱和度 78%),心率 216 次/min,心电监护屏幕上的心电曲线让所有的医务人员大惊失色,不仅 QRS 波明显增宽、节律绝对不齐,而且形态多变(图 54-1),这些均告诉医生这是一例

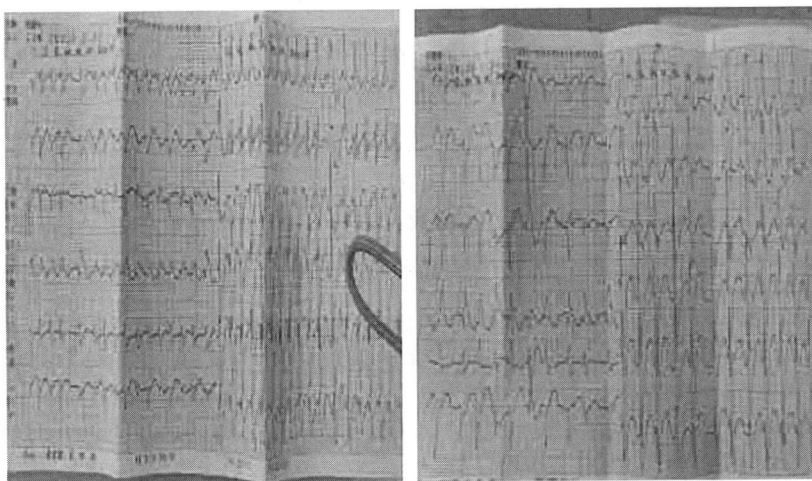

图 54-1 心电图(07-22 01:01 和 01:23)

多种严重心律失常的患者。接诊医生惊魂未定之时，患者随即又出现了心跳停止，心室颤动频繁发生。接诊医生当即进行心脏电除颤、胸外按压、气管插管（呼吸机帮助通气）、静脉推注恢复心跳和心律的药物（肾上腺素和盐酸胺碘酮）……。病情时好时坏，心律反复无常，先后出现四次心跳停止，又接着电除颤……。经过两个多小时惊心动魄的生命争夺战，患者的心电稍趋稳定（交界性心动过速），心血管内科紧急会诊考虑急性心肌梗死可能，由于频繁心室颤动暂不具备做心脏冠脉介入（经心导管技术疏通狭窄甚至闭塞的冠状动脉的方法）的条件，建议继续抢救，待心律稳定后再进行介入治疗。

在这两个多小时的抢救中，医生根本来不及顾及患者的病因，因为在急诊科救命是第一位，其次才是治病。待病情稍稳定后，医生就询问了患者的病史。患者身体平素非常强壮，每天负重 50 千克上下 6 层楼约 50 趟，无胸痛胸闷、无烟酒等不良嗜好，平素喜欢看书，腰腿有时稍疼痛，没有其他高血压、糖尿病等慢性病史。近 4 年每晚喝点药酒，量不多，约一小杯，活活血，治疗腰腿疼痛。今晚他高兴多喝了点，约两个小时后感到左手、双腿及口周麻木和头昏，就躺下休息，晚 11 点左右症状加重，并出现胸部不适、全身大汗、恶心、呕吐，妻子用三轮车将他送至当地医院。经查心电图有心肌梗死可能（Ⅱ、Ⅲ、aVF 导联 ST 段压低），医生马上准备给予急性心肌梗死药物治疗（硝酸甘油、阿司匹林、氯吡格雷、低分子量肝素），但还没有等药物用上，患者就发生心室颤动、心搏骤停（到该院不到 10 分钟），除颤后，在不断地进行胸外按压下急送至中大医院。

第二天早晨交接时，大家认为患者的病情有些严重，不能用简单的急性心肌梗死来解释，应该还有什么隐情，然后又重新梳理了治疗的前前后后及相关病史。值班医生提到的患者每天喝一点药酒提醒了我，以往也发生过类似各种中药泡酒引起的中毒事件。再次询问其妻子，说是中药泡的药酒，是 2010 年去上海参观世博会时，在路边买了一本《中国偏方大全》，从中找到治疗腰腿痛的偏方，4 年来都在吃的，一直没事。原来是按配方泡 45° 白酒，近期换成 60° 酒泡制，具体是什么中药却叫不上来。结果在家人拿来的用于泡酒的一堆草药中有了重要的发现，找到了草乌的身影。真是"山重水复疑无路，柳暗花明又一村"，原来是泡酒的草乌中的乌头碱惹的祸，乌头碱主要的副作用就是严重的心律失常，悲剧经常发生。

经过积极有效、有针对性的治疗，患者最终脱离了危险。患者的家人第一次知道中药也会中毒。

中药引起的中毒事件并不少见，个别冤死的有之，普及中药应用不当一定会发生中毒甚至于死亡的相关知识是非常必要的，我们大家一起努力。

乌头碱中毒急救相关知识

乌头碱中毒,临床比较少见,突然出现的心律失常,容易被误诊为急性心肌梗死等心脏疾病。其实我在10年前也碰到过一例乌头碱中毒的病例,当时也是一头雾水。患者负责干部保健工作,听说有人用附子泡酒,他也效仿。喝完便自觉舌头麻木、胸部有紧缩感,心电监护显示窦性心动过缓,随后很快出现室性早搏,多形性室性心动过速,恶心呕吐,口腔内分泌物增多。当时对乌头碱中毒不了解,请了心内科大咖的会诊,尽管最终抢救成功,但在心中留下许多的疑问。2011年听说某医院有个肥厚型心肌病的患者,其频繁发生室性心动过速、心室颤动,心内科装了植入型心律转复除颤器,8天内电池耗尽,再问病史,患者长期喝附子泡的药酒。

这些年我时常关注此病,发现此病并不罕见。百度搜索一下有162 000余条记录,在万方数据库可检索到430余篇乌头碱中毒的文献,丁香园上也有很多相关的帖子,群体性中毒事件屡有发生。2008年11月13日云南省玉溪市45人在餐馆因食用草乌炖排骨发生群体中毒;2011年7月16日同样地区15人因饮用草乌酒引起群体中毒;2015年11月15日,浙江省温州市发生误服含乌头碱的外用药酒引起的群体性中毒事件,导致11人中毒。我觉得作为急诊科医师和心内科医师,均有必要了解此病的来龙去脉。

乌头类生物碱主要包括乌头碱、新乌头碱、次乌头碱,存在于草乌、川乌、附子、雪上一枝蒿中。乌头碱是一种双酯型生物碱,脂溶性,微溶于水,易溶于乙醇,分子式为$C_{34}H_{47}NO_{11}$,分子量为645.7,血浆蛋白结合率为24%~32%。口服吸收很快,卢中秋教授团队通过动物实验研究发现,兔染毒0.5小时后血浆中就测到毒性成分,峰浓度出现3小时,经肝微粒体中P450同工酶迅速代谢,毒物浓度快速下降,12小时后毒物浓度极低。静脉注射乌头碱,6小时后血药浓度小于峰浓度3%。中毒潜伏期为30~180分钟,口服纯乌头碱0.2mg即可中毒,3~5mg可致死。

饮用药酒(草乌、川乌或附子等炮制)是乌头碱中毒最常见原因,其次是中药汤剂,通过口服含乌头碱的丸剂相对少见,食疗中毒屡见不鲜。中毒机制:①神经系统。先兴奋后麻痹感觉神经和中枢神经,乌头碱作用于无髓鞘的和较纤细的神经纤维,阻止钠离子的内流,从而阻断神经冲动的发生和传导,表现为口舌和四肢麻木,全身紧束感,甚至意识不清。②循环系统和消化系统。乌头碱可强烈兴奋迷走神经,常在中毒早期出现流涎、恶心、呕吐,腹痛,心率减慢,房室传导阻滞;乌头碱促使心肌细胞Na^+通道开放,加速Na^+内流,促使细胞膜去极化,提高快反应细胞的兴奋性,心电图出现室性期前收缩、室性心动过速,甚至心室颤动,多形性室性心律失常是乌头碱中毒的重要特征。

个人处理乌头碱中毒的体会:对于发病时间短的严重患者,气管插管下洗胃,并注入活性炭;由于毒物在体内被迅速肝脏清除,血液灌流等血液净化措施无益。对于迷走神经兴奋表现明显的患者,使用阿托品。对于室性心律失常的患者,普罗帕酮抑制钠离子内流的作用最强,建议作为首选;对于严重心律失常的患者,尽早气管插管,可反复除颤,坚持就是胜利。乌头碱中毒往往在8小时后,恶性心律失常明显减少。

最难诊断的胸闷气促

凌晨 4 点多,绝大部分人还在酣睡梦乡的时候,突然放射科的门铃把我惊醒。只见一位 70 多岁的老大爷等在门外,表情非常痛苦。一问原来是来放射科拍胸部 X 线片的。

累了一夜迷迷糊糊的我,等胸部 X 线片出来后,对着屏幕开始读片。初看似乎没有什么异常,但仔细一看,心影后部分密度比较低,正常没有这种表现,似乎心影后方隐藏着什么(图 55-1,图 55-2),感到有点奇怪。这时让我想起宗老师在本书中写过的《半夜里的陷阱》,上夜班,尤其是到了后半夜,特别容易出现麻痹大意,思维也特别容易迟钝,这种因生物钟困顿和疲劳结合构筑起的现象,宗老师把它称为"半夜里的陷阱"。这种现象,其实我们每个人都会感

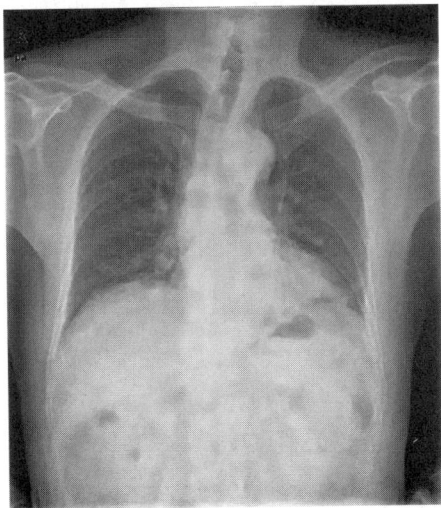

图 55-1　胸部 X 线片改变

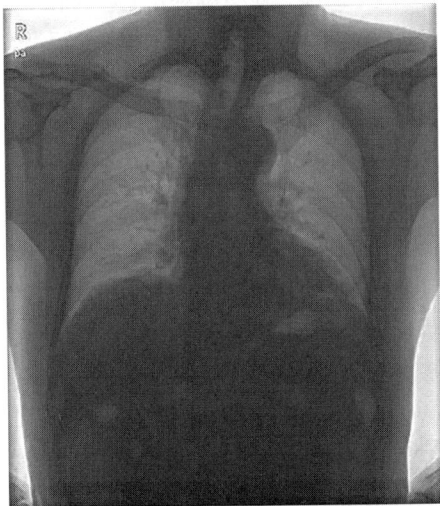

图 55-2　胸部 X 线片窗位调正后表现

同身受。一想到这里，自己立刻警觉起来。为了搞清疾病的起源，我便认真询问患者的病情。患者胸闷气促3天，发病以来症状无明显缓解，几小时前，患者感到症状明显加重前来就诊，没有其他不适。

为了把问题讲清楚，先来解释一下什么叫"心影"。"心影"是影像学中普通X线检查心脏的描述术语，X线诊断的原理是X线通过人体不同的组织，由于组织密度不同，投射到片子上便会产生密度高低不一的阴影，从中分析有无异常。一张普通的胸部X线片，心脏的密度要比肺组织大得多，胸部X线片上显示心脏的阴影专业上叫心影，通过心影大概能看到心脏的简要情况，比如心脏的位置、心脏的大小、主动脉的走行等，由于胸部X线片是一个平面，所以心脏与食管气管都重叠在一起，当心脏后有轻微改变时，由于心影密度本身较高，所以往往会很难发现。

曾经自己在急诊科轮转学习时，遇到胸闷气促的患者真是不少，况且这是一个很复杂和棘手的问题，可以说疑窦丛生，有许多陷阱，一不小心就会造成不可挽回的损失。从急诊科轮转回来后，自己经常静静地思考：通常急诊问患者病史的时间极少，只能大概了解患者的主诉内容，而通常患者的主诉又附带太多主观的东西，所以这对急诊科医生来说是一个极大的挑战，这也是成为急诊科陷阱最大的重灾区原因之一。放射科医生也是一样，需要从几百张图片中去发现问题，大家被同行形容是"火眼金睛"，可是孙悟空的火眼金睛也有识别不出"真假悟空"的时候，更何况我们还是人呢？

为了把问题搞清楚，我立即与急诊科医生沟通病情（放射科医师与临床结合非常重要，同样临床医师与放射科医师的沟通也是非常重要），是不是可以做一个胸部CT，以明确在心影后面的问题。果不其然，胸部CT提示食管周围有明显积气表现（图55-3），出现这种情况最有可能是食管穿孔。于是反复询问患者有无尖锐容易造成食管破裂的异物误入食管的病史，但没有得到肯定的答案。

食管穿孔是胸科急症，患者情况一般十分危急，如果处理不及时或者处理不当，患者的死亡率相当高，所以立即请胸外科医师一起分析病情。胸外科医师还是考虑食管穿孔的可能性比较大，结果在胃镜下发现食管下段有0.7cm穿孔口（图55-4），这下所有的谜底揭开了。

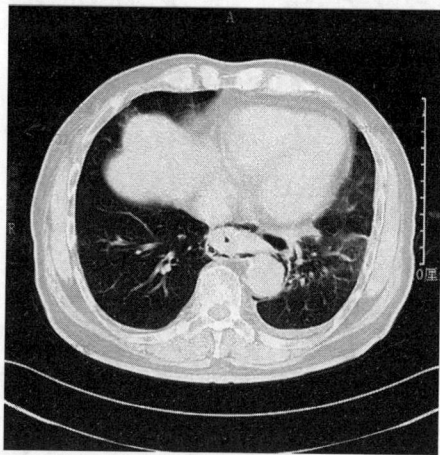

图55-3 胸部CT

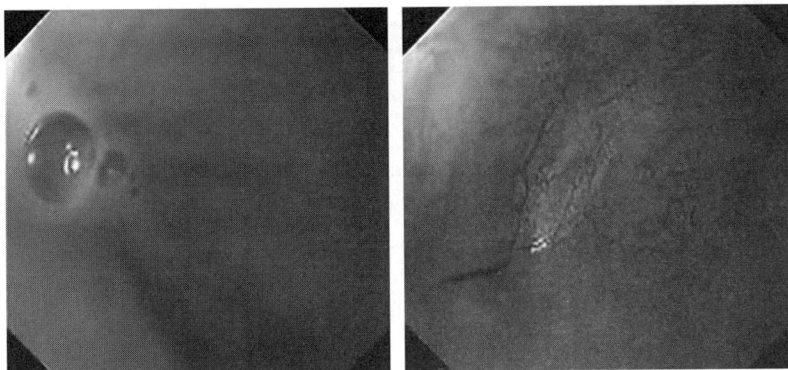

图 55-4　胃镜

　　诊治患者,特别是诊治急危重症患者,需要整合医学,更需要团队的合作,正是这样的不为患者所知的幕后团队合作,才让我们战胜了困难。如果其中任何一环有了问题,那么都有可能造成致命的后果。

思考与诊断思路

　　患者以"突然出现胸闷气促"为主诉来医院就诊是急诊医师必定会遇见的常见问题(同样也是社区医师常要面对的问题),要在有限时间内明确诊断是非常不容易的,但又不容许我们在诊治中有一点差错。本例是一种不太常见的引起胸闷气促的疾病,值得借鉴学习。从本例病例中,有一个值得我们思考的问题:对于突然出现胸闷气促的患者,在有条件的情况下,最好选择胸部 CT 为妥,不至于重走弯路,不知大家认可否?

　　对原因不明的突然出现胸闷气促的诊断思路(有刀伤、气管内异物吸入等有明确病因除外):

　　1. 呼吸系统疾病:气胸、肺栓塞、哮喘。

　　2. 心脏疾病:从心外到心内,也就是要从心包(心脏压塞等)、心肌(急性心肌梗死、心律失常和心力衰竭等)及心腔内疾病(瓣膜、心内肿瘤等)去思考。

　　3. 胸腔内的大血管(隔层动脉瘤等)及食管疾病(穿孔等)。

　　4. 横膈疾病(膈疝、膈破裂等)。

　　5. 胸外疾病:中毒、癔症和神经源性肺水肿。

　　也就是说先从胸腔中肺、心脏、大血管、食管和横膈器官等

五十五　最难诊断的胸闷气促

——分析,再从胸内到胸外,这种思维方式对于急诊工作中的医师在有限的时间内明确诊断是很有帮助的,我自己也是这么做的。

但食管小的破裂引起的胸闷气促是最难早期发现的疾病之一。

除夕特刊（医路有你，风霜无惧）

又一年除夕，满街浓浓的年味。阳光肆意地洒下来，街头巷尾自顾自空旷。总会在这个时候诧异，春节到底有什么魔力，一朝一夕之间，这个拥挤的城市能变成当下闲散寂寥的模样。

每年此时，都会有很多关于童年的追忆。对于越来越淡的年味，原来一直说是时代变迁的结果。今年有了一个新的说法，源自人们越来越随意的生活方式。无论什么缘由，在一群人眼里，这些年味的失去源自一个选择。

到了一定的年纪，人的心性在不知不觉中变了。

我原以为，急诊人是有铁一样坚硬的心的，且它必定会随着时间的流逝愈加坚硬。在无数个鲜血淋漓、惊怖揪心、扼腕痛心、委屈无助的场景里，急诊医师这个称呼教会你视若无睹地抢救，抢救。时间由不得你有一刻的分心去动容，生命更由不得你有一丝的瞬间去感慨。急诊通明的灯火下，日复一日，必然有了铁汉般的毅力，只有这样才能扛得起无常生命、冷暖尘世的淬火。

只是，这个职业锻造我的同时也改变了我。在我一如既往的严厉里，多了一些女子的柔情，这个柔情会在某些时候肆意泛滥。当娇弱的护士面对或血腥或污秽的患者全然不顾一拥而上；当口干舌燥的医生在喧闹的急诊科里沉默地面对各种指责而专心抢救；当明知希望渺茫整个团队毅然决然不放弃；当家属选择毫无防备地信任、期待……

医务人员不是神，却被冠之神一样的期望。当期望落空，谁能想起他们曾那样不顾一切、忘记自己。忘记自己在父母手里怎样被呵护；忘记自己背负的莫名的委屈无助；忘记生命面前还有许多无法跨越的鸿沟；忘记自己其实是一个极其普通的人。

这几天网上出现了一个段子。医务人员的口号是：地球不爆炸，我们不放假！宇宙不重启，宝宝不休息！风里、雨里、雾里、霾里，我们在等你。医务人员没有四季,永远只有两季:人民生病就是旺季,人民健康就是淡季。

我读完哈哈一笑,继而,眼角湿润。

医路深远、风霜渐浓。还好,前前后后,有一样不忘初心、安然前行的你。

丙申年除夕于宁波市第一医院

五十七
"肺炎"的真面目（一）

世事有时看起来复杂，其实很简单。有时似乎很平淡，往往又耐人寻味。医学世界更是如此。许多"其貌不扬"的小病里，总暗藏玄机。行医一路也因而充满了未知和悬念，这在有信仰、有热爱的人眼里，真是魅力无比。

今天开始就来讲讲其貌不扬的小毛病——肺炎，来一起认识一下它们的庐山真面目。

这是个年近七旬的男性患者，感冒半个多月。老百姓对待感冒都格外有一套，比如姜汤、熏醋、泡脚。这位老先生张罗了十来天不见好，又去抓了几副中药。奇怪的是，十几天时间，往常这种头痛脑热的小病小痛早就好了大半，可这回越治越重，不但体温越来越高，咳嗽也越来越多，时不时还气促。跑到我们急诊一瞧，乖乖！胸部 CT 发现两肺部有大片肺炎样改变（图 57-1，图 57-2），病变广泛，加上又是老年人，怀疑"重症肺炎?"收到了急诊病区。

入院后常规体检及问病史。尽管我们有很多疑问，可无论怎么问，患者除了发热、咳嗽、咳痰、气促外，左膝关节有点肿痛（有左膝关节疼痛史数年），其他无任何不适。入院后体检除体温 38.2℃，其他生命体征正常（心率 88 次/min，呼吸 20 次/min，血压 120/60mmHg），神志清，全身淋巴结未及肿大，肺部听诊两肺呼吸对称，肺泡呼吸音少（病理性呼吸音），提示肺部有实变，是肺炎的特征之一，超敏 C 反应蛋白 242.8mg/L（是炎症重要标志之一，明显升高），没有其他异常发现。患者的临床表现、体格检查、化验及 CT 等一系列指标都符合肺炎的特征，诊断肺炎谁也不会有疑问。问题倒是变得简单了。

考虑到患者年纪比较大，两肺病灶多，病情重，根据临床规范选用合适强有力的抗生素（哌拉西林钠/他唑巴坦钠联合莫西沙星）进行治疗，几天治疗下来，高热一直不退，咳嗽咳痰反而加重，气促越发明显，动脉血化验氧气分压明显下降（高流量吸氧下，动脉中的氧分压 68mmHg，正常人吸空气氧分压要

145

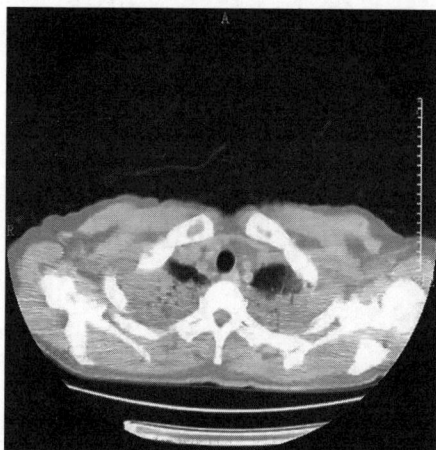

图 57-1 胸部 CT(1)

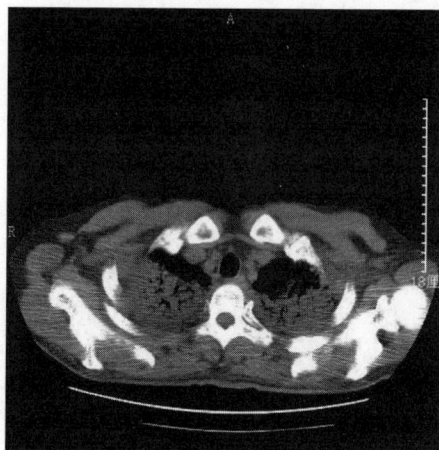

图 57-2 胸部 CT(2)

大于 80mmHg),疾病越来越重,引起了我们高度关注。

我们重新把患者病历前前后后进行了梳理。两肺有广泛的病变,为了除外是其他全身疾病引起的相关肺部损害,先后检测了心脏、风湿相关指标,均没有发现异常。血沉快(61mm/h),炎症指标明显增高(降钙素原 9.59ng/ml),血中蛋白含量明显低(白蛋白 26.3g/L,说明有严重营养不良,正常在 40g/L 以上)。老年人患肺炎一定要非常重视,因为很多老年人最后死于肺炎,加上功能退化导致的营养不良,治疗会更加困难。所以我们迅速调整了治疗策略,加强营养支持(每天给白蛋白 20g),改用更好的抗生素治疗(改用第三代进口抗生素头孢哌酮钠舒巴坦钠)。由于患者缺氧非常严重,面罩吸氧才能勉强维持基本需求,病情非常危重,随时有可能上插管用呼吸机帮助呼吸。

但患者体温一直不退,对治疗毫无反应。十天后复查胸部 CT,病情就是不见好转,先后又用过多种进口的最强有力的抗生素、抗霉菌药,能找到的抗生素(利奈唑胺片、氟康唑、亚胺培南-西司他丁钠、万古霉素)都用了,能想到的措施都采取了,患者的病情根本不见好转。入院半个月后再次胸部 CT 复查,病情进一步加重(图 57-3,图 57-4),患者一般情况越来越差。

面对这样一例肺炎诊断明确病例,治疗效果如此差,这段时间里,自己一直在苦苦思考,问题究竟出在哪里? 在诊断和治疗思路上还有什么问题? 为此组织了全院大会诊,靠全院的力量帮我解决这个难治疗的肺炎。全院会诊后提出以下建议:①完善检查。肺炎支原体抗体,PPD 试验、TB-Ab、隐球菌凝集试验、G-GM、上腹部彩超、必要时胸穿送检胸腔积液等。多次送检痰培养、真菌培养、血培养等。②目前万古霉素针、亚胺培南-西司他丁钠针已经用了5 天,效果不佳,结合培养提示肺炎克雷伯菌、肺炎支原体抗体阳性,改用比阿

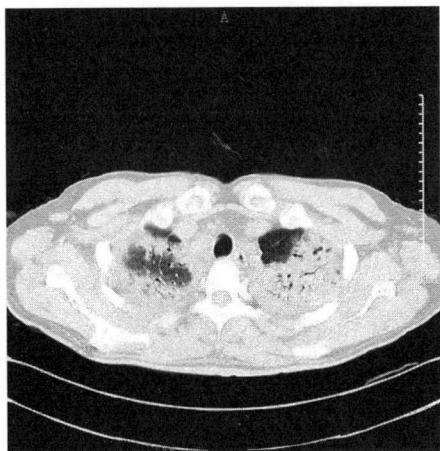

图 57-3　胸部 CT 复查(1)

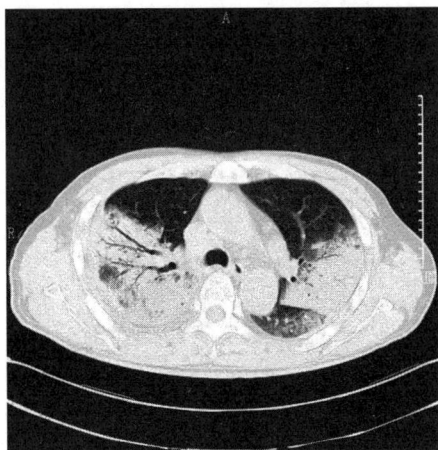

图 57-4　胸部 CT 复查(2)

培南联合阿奇霉素抗感染,密切观察病情变化。

　　根据全院专家会诊的意见,再次调整了治疗方案。但这次仍然无济于事,患者仍然有高热、咳嗽咳痰及呼吸困难的表现。这一切给我们带来了极大的挑战,将近一个月时间,患者花费了那么多钱,肺炎越治越差,我们如何面对其家人? 如何给其家人一个交代? 当然作为医者自己也过不了自己的一关,内疚与痛苦充满了内心,一直非常不安,就像犯了什么错误似的,陷入深深的思索中。

　　一次与患者家人沟通时,患者家人也非常着急,多么希望患者能尽快好起来。但让我没想到的是,他们说了一句:"没有一个医师不希望患者尽快好起来的,我们会好好配合的",这是多么朴实而有力量的一句话,带给我们非常大的抚慰。这时我内心才感受到,在与疾病抗争的战斗中,不但患者需要抚慰,医者同样需要温暖。

　　想想一个多月的治疗历程,该做的检查做了,痰、血的细菌培养也做了不少,肺炎治疗效果不佳的常见原因如抗生素选择不合理、患者营养不良或有一些基础疾病没有解决等问题似乎都不存在,那怎样去解释一个多月来这么广泛的肺部炎症,采用多种治疗手段就是不好呢? 自己开始对曾经丝毫不会有问题的诊断产生了怀疑,真是细菌或特殊的病原引起的吗? 如果是细菌引起的,这么多抗生素一直治疗无效,细菌在肺内生长一个多月,两肺早就可能完全烂得不像样子。经过一段时间密切观察,感觉到有一个非常奇怪的现象,虽然病情危重,虽然治疗没有效果,但病情也没有进一步恶化,处于相持胶着状态,这些现象让我突然想起多年前的一例病例。那是一位呼吸科主任的肺炎治疗之路(见下篇),我似乎有所启发。既然已无路可走,不妨换个方向。

　　入院后三周改为与治疗肺炎截然相反的措施,停用一切抗生素,改糖皮

五十七　『肺炎』的真面目(一)

147

质激素治疗。这一思路的大转变果不其然带来了令人惊喜的结果,第二天体温就正常了,三天后患者的症状明显好转,缺氧症状明显减轻,一周后胸部CT复查病灶明显吸收(图57-5,图57-6),动脉内氧的含量恢复正常(吸两升氧气下,指脉氧饱和度98%)。两周后,肺部病灶基本消失,患者基本康复,然后出院。

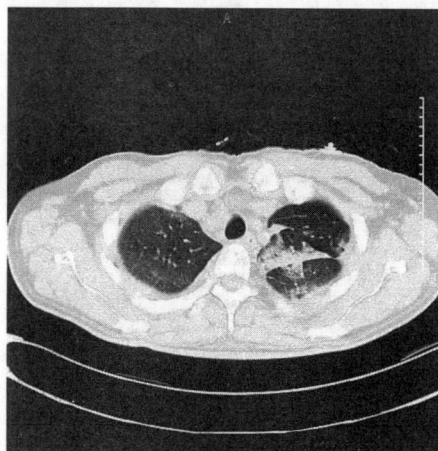

图57-5 再次胸部CT复查(1)　　　　图57-6 再次胸部CT复查(2)

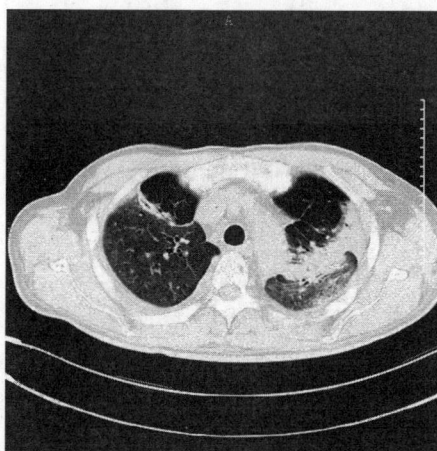

这场耗时近一个半月的"肺炎"诊治之路终于完美结束,本例病例给我们带来哪些值得思考的问题?

为进一步说明这个问题,请见《"肺炎"的真面目(二)》。

五十八

"肺炎"的真面目（二）

上一篇《"肺炎"的真面目（一）》中的病例，看似一例非常"典型"的肺炎，却先后经历了一个半月，反复调整治疗方案，走了很多弯路，耗费了大量的精力和医药费，结果令人意外。类似病例在临床上偶尔还是能够见到，二十多年前，一位我熟知的呼吸科专家也经历过这样的故事。

这位特殊的患者是其所在医院引进的人才，不仅专业优秀，还具有优秀的领导能力，早早走上了领导岗位，成了其所在医院的副院长。故事就从她得肺炎开始，病很简单，发热、咳嗽咳痰，急性起病，血中白细胞明显升高，胸部 X 线片有典型的"肺炎"表现。她很快给自己下了诊断——肺炎。

诊断明确后，剩下的事就更简单了。只是谁也没想到，这回，这个特殊患者的故事并没有按照预想的情形发展；相反，用遍了能用的抗生素，患者的情况却往完全相反的方向越走越远。禁不住这样的折腾，所在单位领导邀请了全市权威专家集体会诊，别的不怕，只怕万一诊断出了错，那就是方向性错误啦。

让所有人稍稍先松了口气的是，全市权威专家一致认为诊断正确，"发热、咳嗽、咳痰，血白细胞很高，胸部 X 线片检查有典型的肺炎表现"，这是非常典型的肺炎表现啊！但如何来解释这个把月用药后反而出现了愈加严重的情形？专家们一合计，估计这回遇到了少见又难缠的细菌吧！既然一般抗生素对付不了，那就加等级、换进口，就不信一个小小的肺炎还有治不好的？这中间倒是有人提出过是不是可以考虑选用激素治疗，但得不到大家的认同。是啊！胸部 X 线片里病灶如此广泛，谁敢贸然下令说停用抗生素而选择激素啊！更何况即使专家组同意，这位特殊的患者自己也不会接受啊！这不是拿着她的健康在开玩笑吗？

专家会诊后，治疗组又认真地对照上海中山医院教授编写的呼吸科疾病

149

相关书籍,前后翻阅多遍,不断调整治疗方案,以求病情有好转。哪知偏偏就是中了"邪"了,再好的抗生素用上去也仿佛竹篮打水,篮子再大,一样落空。

市里搞不定,转省里。再搞不定,再转。三个星期后,患者已经被转院到上海中山医院呼吸科。据说使用了国内刚进口的最新抗生素。这会儿都换成特种兵级别了,武器弹药也是一般人闻所未闻的,这回这座肺炎堡垒总可以攻下来了吧!哪里知道几天后,她又被要求转院。这个要求此时此刻于患者而言是什么?绝望啊,恐惧啊!患者顿时心都凉透了。深深地无助啊!这莫名其妙的肺炎居然一步一步把她逼上了今天这样的境地,进退两难,又备受折磨。这如果换成是今天的一般患者,那么搞不好又是一场纠纷啊!她却无处诉说,是啊!病不是医生让你得的,怪谁呢?

正在打算再次转院时,患者的主治医生综合考虑后建议用激素治疗一周。在这万般无奈的情况,这位呼吸科主任才接受了这个治疗方案。令人大跌眼镜的是,后来几针小小的激素下去,数月的肺炎居然一夜之间溃不成军,一周以后彻底消失在患者的胸部 X 线片里。患者后来身体康健,这一晃,过了二十多年。

本例病例是比较极端的,此后自己在从医过程中还遇到多例类似病例,这些在教科书上找不到答案的病例,给我们带来哪些启示?

其实该患者是一种社区获得性肺炎后血管炎(也有诊断为肺炎后过敏性肺炎,或血管炎),对这类疾病至今没有一个明确的分类或命名,有点像成人斯蒂尔病(AOSD),也叫,Still 病,很可能是一种变态反应性改变,只不过在肺部 CT 上以典型的肺炎面目出现,随着时间的推移才显示出庐山真面目。那么,在临床上有哪些可以借鉴的经验?

这类病例有以下共同特点:

1. 有典型的"肺炎"表现:发热、咳嗽,胸部影像学典型表现。

2. 多种抗生素治疗无效。

3. 病程较长,X 线片的改变重于临床,一般情况虽然有时较差,但患者到了一定时期可与疾病处于相对稳定的相持状态。

4. 病程不符合一般感染发展规律。

5. 红细胞沉降率高,没有其他全身疾病的相关改变,如风湿、心脏疾病等。

医疗上有许多疾病不一定都有明确分类或定义,疾病是客观存在的,疾病定义是人类为了比较、研究或给予患者同质化治疗而人为给的概念,一种疾病的定义很难能完全包含疾病的所有外延和内涵。比较典型的是慢性支气管炎定义:慢性支气管炎是气管、支气管黏膜及周围组织的慢性非特异性炎症。临床以咳嗽、咳痰为主要症状,每年发病持续 3 个月,连续 2 年或 2 年以上。如确认此病,则需要进一步排除具有咳嗽、咳痰、喘息症状的其他疾病(如肺结核、尘肺病、肺脓肿、心脏病、心功能不全、支气管扩张、支气管哮喘、慢性鼻咽炎、食管反流综合征等疾患)。大家有没有细想过这个定义存在的问题,这个概念或定义不就是一个搞不清楚的咳嗽咳痰吗? 也就是说,查不清楚原因的慢性咳嗽咳痰都归在慢性支气管炎里。世界上没有无缘无故的爱,也没有无缘无故的恨,同样任何疾病都有原因,慢性咳嗽咳痰也一定有原因,只不过由于现在科学技术水平具有局限性,把搞不清楚的慢性咳嗽归到这个疾病中,不同的医师一定会有不同的认识。我很反对慢性支气管炎这个概念,不知道大家同意吗?

连续两篇日志的病例还告诉了我们什么? 有没有想过肺炎的诊断标准有没有问题,确诊肺炎的金标准究竟是什么?? 这是我在查房时经常会问年轻医师的一个问题。学生们都感到很奇怪,回答说:这个简单,不就是咳嗽咳痰,胸部 X 线片或 CT 片有典型的改变或痰培养有细菌等。但精准的回答应该是:确诊肺炎的金标准只有一个,那就是病理学检查。X 线片的表现是间接的,只能提供一种可能性,这种医学教学上的缺位或思维方式的缺陷应不应该补上?

"肺炎"的真面目(三)

空气中细菌无处不在,为何有人得病,有人健康? 除了细菌的问题,人体也是一个至关重要的因素。前面两篇《"肺炎"的真面目》给了我们一个提示,肺炎不简单。前面我们提到的肺炎,以及早些年我们经历过的严重急性呼吸综合征和禽流感都属于肺炎中比较特殊的情况。今天要说的是一些普通肺炎遇到不普通的人后变得棘手难缠的情况。

估计不少同行心中大概有了数。可不是,医生最怕的倒还不是肺炎本身有多严重,可一旦得肺炎的人属于高龄、肿瘤、糖尿病或免疫力低下(如血液病、化疗后或长期营养不良)患者,那可就麻烦喽!

这不,我遇到了一个这样的老人,右肺上叶切除术(浸润性腺癌)后两年,胸部X线片发现了肺部感染。

老人术后两年身体状况还不错,只是不小心受了凉,出现了咳嗽咳痰。哪知这一起病就不见消停了,转来我院时,老人已经病了五六天。

下面是老人本次病史:6天前在家中受凉后出现咳嗽咳痰,咳嗽呈持续性,较剧,痰多,色黄,偶带血丝,发热,最高体温39.5℃,无胸闷胸痛,无乏力盗汗,无腹痛腹泻,无头晕头痛。当地检查血常规白细胞计数为2万多个/μL,胸部X线片发现有肺部感染,当地医院已治疗5天。另外,患者原有特发性血小板减少性紫癜病史19个月,一直在服用泼尼松片,一日2次,每次5mg,目前病情稳定。

病史很清楚,症状体征也明显,血常规白细胞计数有明显增高,胸部CT发现有非常典型的肺炎征象(图59-1,图59-2),这些都毫无异议地指向肺炎。只是我们都感到了压力。是啊,病是普通的病,人却不是"普通"的人。高龄、肿瘤病史、长期服用激素,怕什么来什么,一来把3个危险因素都占了。

第一步是抗生素的选择。鉴于患者特殊情况,我们选用了两个进口的抗

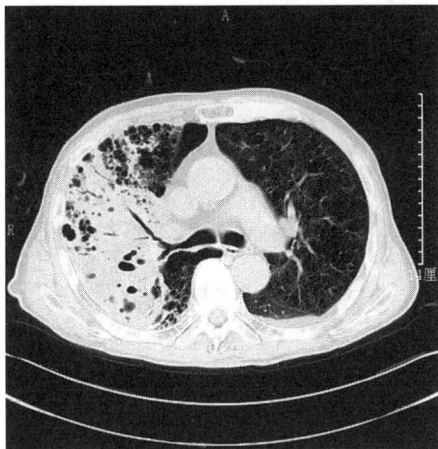

图 59-1　肺部 CT 检查(1)　　　图 59-2　肺部 CT 检查(2)

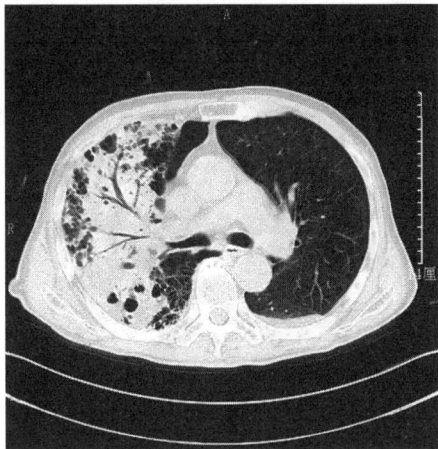

菌药物(头孢哌酮钠舒巴坦钠加莫西沙星)。开头用倒是有了点起色,体温下来了点。哪知没几天体温又上去了。这情况倒是在我们的预料之中,这类肺炎就是临床上所谓的难治性肺炎,治疗起来可不会那么简单。随后,万古霉素、利福平及抗霉菌等药物治疗(因为青霉素类过敏)都上了,20多天以后,患者还是发热,最高达到39.3℃。

科里再次组织了讨论:一个肺癌术后患者、有特发性血小板减少性紫癜,长期服用泼尼松,这次经过积极抗感染治疗后复查胸部 CT 提示炎症较前有减轻,但范围仍大,多次痰中找到真菌,目前再次出现发热,还是考虑肺部感染加重,不能排除真菌感染的可能。随即改用最强抗炎药(亚胺培南西司他丁针)、抗真菌药(氟康唑)等治疗。

老人出身书香门第,老伴也很有修养。这样的夫妻教育出来的孩子非常优秀。远在加拿大的女儿后来听闻父亲的情况,不远万里飞了回来,还从上海请来了两位专家。经过专家悉心会诊,同意我们上述诊断和治疗方案。

大家都认为,这下应该只待时间了。可事与愿违,那么多好的药物用下去,患者仍然不见好转(图59-3,图59-4)。再次 CT 检查,结果不但没有好转,反而发现右侧胸腔积液明显增多,右肺上叶胸膜下结节增大,右肺门阴影稍增大,心包腔内也出现少量积液影,CT 报告结论是:

1. 右肺上叶胸膜下占位?右肺门及纵隔多发淋巴结肿大可能并右肺上叶阻塞性肺炎,建议 CT 增强进一步检查。

2. 慢性支气管炎、肺气肿、肺大疱,右肺术后改变。

3. 两侧胸腔积液(右侧明显)伴右肺下叶部分膨胀不全。

4. 心包少量积液。

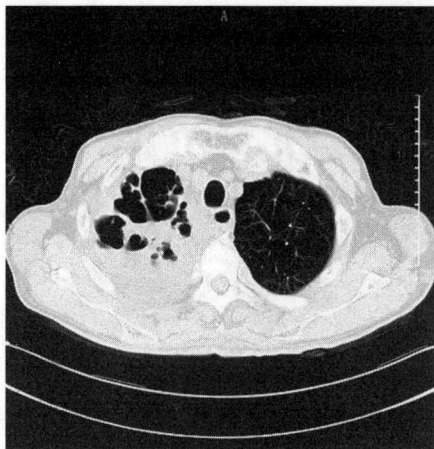

图 59-3　肺部 CT 复查（1）

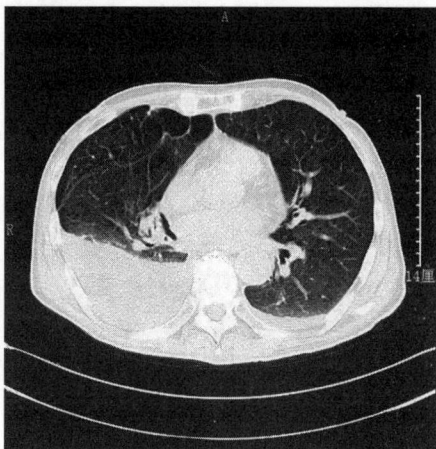

图 59-4　肺部 CT 复查（2）

这个检查结果给人惊出一身冷汗，难道手术两年后患者肺癌复发了？这是一个非常可亲可爱的老人，即便深受疾病折磨，但丝毫没有改变他待人处事的态度。我们都很敬重他，也同时被他的病情紧紧揪住了心。

为了明确诊断，我们为老人做了胸腔穿刺，想从胸腔积液中找到答案。共抽出淡黄色胸腔积液 600ml，提示炎症性改变。在没多少可选用的抗生素的情况下，直接加用进到国内不久的新型的抗生素进行治疗（利奈唑胺针），希望这最后一根救命稻草能给我们带来好运。

可这依然没能带给我们好的转机，甚至让我们更加困惑。患者虽然持续高热不退，但一般情况却没有那么糟糕，全身炎症指标没有进一步恶化，临床上也没有出现休克及其他脏器损害的情况。难道是免疫因素引起肺部的改变？我们果断给患者加用了地塞米松针治疗。

简直是药到病除啊！患者体温一下子恢复了正常。鉴于患者有肺癌病史，5 天后停止静脉滴注激素，改用泼尼松（5mg 口服，每日 3 次），停利奈唑胺针、氟康唑针、亚胺培南-西司他丁钠粉针，体温再也没有上升。

没有想到肺炎整整治疗了 36 天。出院后患者 CT 复查病灶明显吸收好转，一年多随访肺部基本正常（图 59-5，图 59-6），也没有肺部肿瘤复发的迹象。

患者有典型的发热咳嗽咳痰等呼吸系统症状、白细胞有明显增高、胸部CT 有非常典型的肺炎症状，患者具备了所有肺炎诊断的要素；患者用了所有能用的抗生素，就是不见疗效，患者有特发性血小板减少性紫癜病史，本次加用激素后有那么神奇的疗效，难道真是免疫因素在这次发病中起了主导作用？

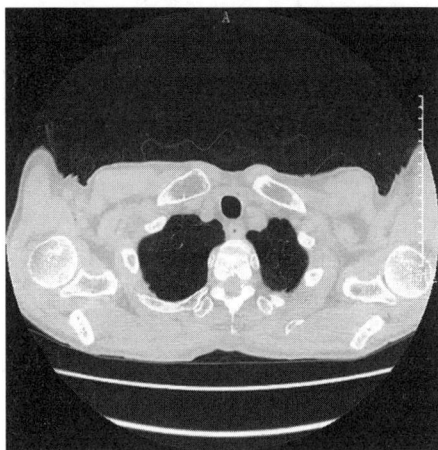

图 59-5　患者出院后胸部 CT 复查(1)　　图 59-6　患者出院后胸部 CT 复查(2)

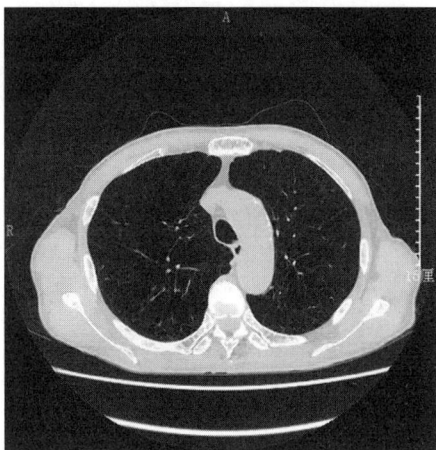

　　患者是完全康复了,但还有许多疑问留给我们,或许在我们这一代不一定能找到明确的答案。

　　这就是临床医学的魅力,还需要我们不断地去探索和思考。

六十
"肺炎"的真面目(四)

关于肺炎,已经连续介绍三篇了,但肺炎那些事远远没有完。今天要说的是另一种肺炎,临床上极易误断。

这位患者从一家三级医院转来时病情已经危重。十二天前,因为反复呕血,在药物治疗无效的情况下,当地医院实施了胃镜下止血治疗(用钛夹止血及胃黏膜下注射止血剂,这是一种常见的止血手段)。但这种看起来直接有效的治疗办法也没能发挥预想中的作用,患者依然呕血不止。

好在现在的医疗技术已经有越来越多的方法对付内科患者的各种疑难复杂情况。随后,给患者实施了微创介入手术。哪知依然无效。看着患者如此痛苦,医生们权衡再三,实施了全麻下胃壁切开溃疡缝合止血术。一个看起来简单的胃溃疡出血,这才终于消停了下来。

可这竟然还没有结束。这个可怜的患者在好不容易止住了血之后的第三天出现了高热,呼吸急促。经检查发现,两肺有多发性的炎症样改变,考虑大量出血后抵抗力下降而引发重症肺炎(图60-1,图60-2)。给予相应处理后患者呼吸越来越困难,不得不转来我院。

我们知道,消化道大出血患者后续并发呼吸道感染,这确实与患者抵抗力下降有关。即使患者出血情况并不太严重,也容易并发肺炎。平时工作中,面对一拨拨来探视的家属,医生护士总会出面下逐客令,经常有人不理解,殊不知人体就是一个整体,任何一处出现异常,都会牵动整个免疫系统的防御能力。接触的人一多,对患者而言他们都可能成为"地雷",在此后莫名其妙"躺枪",再度受伤。言归正传,我们再来说我们面前的这位患者,一场如此凶险的消化道大出血后,患者发热、咳嗽咳痰、有明显气促,C反应蛋白很高(反映炎症的指标),当时医院CT报告为两肺炎症,重症可能,加上患者贫血、血中各种血脂指标极低,符合该患者大出血有严重营养不良的基本状态。

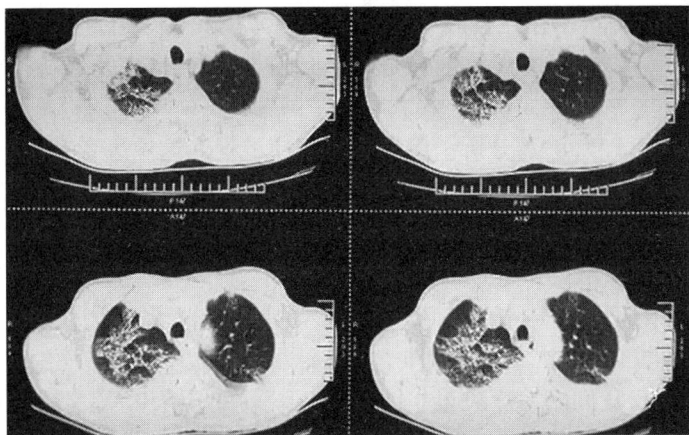

图 60-1　患者胸部 CT 检查（1）

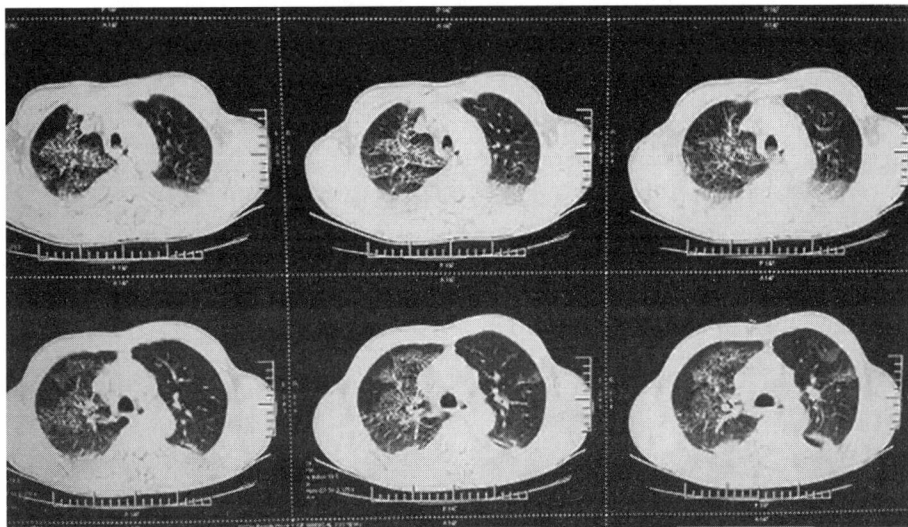

图 60-2　患者胸部 CT 检查（2）

　　对于一个有严重营养不良的患者，加上有呼吸道症状及胸部诊断的报告，似乎一切都顺理成章，但一切不会那么简单。

　　再看 CT 片，我们发现了一些可疑的蛛丝马迹。胸部 CT 除了两侧胸腔积液外，全肺都有严重的损害。总体看来，左右肺两侧病灶基本是对称的，特别是两肺上部病灶沿着血管分布为主，有间质改变的特点。这些在暗示我们什么，真是重症病毒性肺炎吗？能不能用普通细菌引起的重症肺炎来解释？患者动脉血内氧含量已经到达呼吸衰竭的标准，要不要马上给患者上呼吸机？

会不会还有其他问题存在？问号在我们的脑海里一个个升起。我们知道，抓住任何疑点不放过，这种思维能力是医生必须具备的，这也是成功抢救患者的关键。

经过深入思考，认真分析了患者整个医疗过程。这位患者在当地医院时，出血量可以用巨大来衡量，先后输过的红细胞的数量相当于一万多毫升的鲜血，这样大的输血量会引发什么问题。大家要知道现在都是成分输血，输的只有红细胞，没有血液的其他成分如血浆、蛋白等。再结合患者的整个医疗过程，特别是胸部 CT 改变，是不是应该考虑，患者肺部的表现是严重营养不良低蛋白血症引起的肺水肿？

想到这里，我们的治疗决策立即调整：第一，暂不给患者上呼吸机，基于面罩大流量吸气，尽量维持患者对氧的基本需要；第二，立即给患者补大剂量的白蛋白（白蛋白 30g，同时利尿，希望尽快将患者肺内的水分排出，以改善患者的症状）。当然必要的抗感染治疗还是需要的。

没有想到这一治疗策略收到意外的效果。十二小时后，特别是第二天，患者的气促症状得到了明显的改善（如果是重症肺炎的患者则不可能有这种神奇的效果，抗生素如果有效也要在三天后才起作用）。三天后复查胸部 CT，患者的肺部特别是中上肺的病灶基本消失（图 60-3，图 60-4），体温降至正常。这立竿见影的效果让患者和家属目瞪口呆，这原本被告知已经危重到快没命的人怎么一天治疗下去，就这样"活"过来啦？我当时开了一玩笑说，好医师不赚钱。

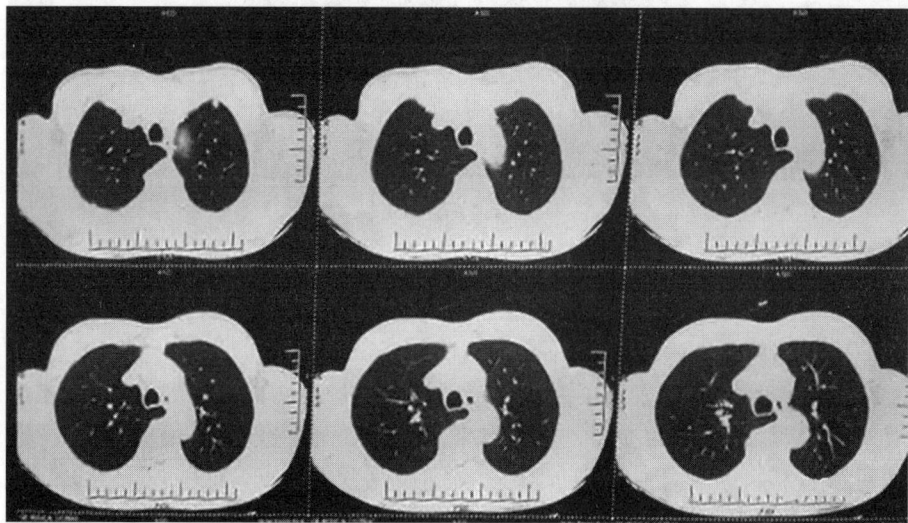

图 60-3 患者胸部 CT 复查（1）

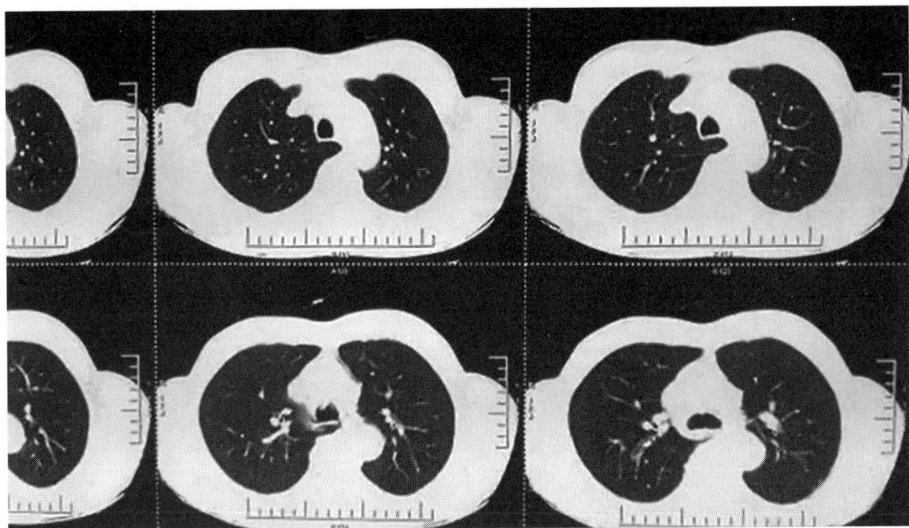

图 60-4　患者胸部 CT 复查（2）

患者最终不到十天就完全康复出院了。

医学就是这样"神奇"。存在即是合理，任何一个可疑的问题背后一定藏着你要走的那条路。多一分思考，多一分自问，能带来多一分的希望。

思 考

1. 类似病例在某年海南亚太急诊年会上也有过讨论。本病例告诉我们：对一个疾病的判断必须要深入认真思考，更要对患者的病程有一个全面分析，才能对疾病的演变有准确的把握，单一的专科知识很难对疾病有一个全面深入的认识，整合医学是医学发展的必然要求。

2. 病理生理学知识是认识和理解疾病的最基本要求，没有任何疾病可以超越或高于疾病发生的基本原理。若有些指南或循证的结果与生命理论不符，则很可能不是一个好指南。

3. 影像学知识是临床医师的一项基本技能，其对临床医师是非常重要的，不能只看报告。就好像找对象不能只听媒婆的，必须要直接约会，才能获得真相。

4. 低蛋白血症引起的肺水肿在临床上并不少见，在其他大出血疾病如严重创伤中也会出现，就怕不识它的真面目。

六十　『肺炎』的真面目（四）

159

六十一

"周王爷"之亡羊补牢

"周王爷"今天来复诊,头顶棒球帽,左手腕戴着银手链,左手中指戴着祖母绿"宝石"戒指,右手中指戴祖母绿指环。退休10多年,爱做两件事,一是钓鱼,时常和一群玩友去安徽野钓;二是玩鸟,他家养了几只鹦鹉,经过他的调教,据说会说不少"人话"。

他原以为生活将继续闲适下去,但2016年3月底开始出现的反复发热中断了他的老年梦想。他经常发热至39℃,多次就诊于南京某大医院,吃药、输液多少个回合,但发热始终伴随着他,最后居然使用激素(氢化可的松,退热一般很好)也无济于事,体重下降11kg。

5月10日住进东南大学附属中大医院感染科,一个胸部CT影像让许多年轻医生大开眼界,两肺密集分布着粟粒样结节。随后结核感染T细胞检测阳性,抗结核抗体弱阳性,这些表现强烈提示患者患上了可怕的血行播散型肺结核,于是立即转南京市胸科医院。

患者在南京市胸科医院进行抗结核治疗,用药后患者体温逐渐恢复正常,治疗3个月,患者感觉良好,体重也恢复至正常水平。这时患者的"王爷"习气又占了上风,自认为有很多中医学知识,害怕药物伤胃伤肝,于是自行停用了抗结核药物。"周王爷"重新开始他闲云野鹤的生活。

理想很丰满,但现实很骨感。进入12月中上旬,患者再次反复高热,只好来急诊就诊,接诊医师给他输注抗生素(头孢呋辛)4天,体温不降反升(高至39.5℃),还出现头痛头晕,几乎不进食,12月12日收住急诊病房。医师检查发现患者消瘦明显;人极其淡漠,和他聊他最爱的钓鱼和养鸟,都不搭理;勉强睁眼,眼裂一大一小,双侧瞳孔不一样大;颈项可疑强直;脑膜刺激征阳性(脑膜炎的典型表现);查血白细胞和降钙素正常;复查胸部CT粟粒样结节较5月份减少;颅脑磁共振也未发现明显异常。

面对这样的现实，结合原来的病史，医师又开始抗结核病治疗（异烟肼、利福平、乙胺丁醇、吡嗪酰胺四联抗结核），体温在抗结核治疗 3 天后迅速恢复正常，但出现频繁呃逆和胡言乱语。12 月 16 日腰椎穿刺发现结核性脑膜炎证据确凿（脑脊液细胞数达 320×10^6/L，氯和葡萄糖含量均显著降低，脑脊液中的干扰素浓度升高 15 倍），开始加用糖皮质激素（泼尼松 30mg/d，一周后改地塞米松 15mg/d），给"周王爷"留置胃管行肠内营养支持。

根据南京市胸科医院林霏申主任的会诊意见，加用莫西沙星抗结核，强烈建议转结核专科医院治疗。但患者家属就是不愿意，反复多次沟通无效，"周王爷"的女儿还把我们如花似玉的陆婷医师气哭。我找他女儿谈话，他女儿说 8 年前老爷子的胃癌是我院李俊生主任看好的，他们相信中大医院。遇到这样的铁杆粉丝也是没办法。

经过针对性治疗后，老爷子精神明显好转，头痛头晕消失，和他聊他"王爷生活"，两眼放光。2017 年 1 月 10 日顺利出院，出院时答应我这次不会随便停用抗结核药物。

尽管离开急诊病房的步履有些蹒跚，但我相信患者不久将重新开始他的"王爷"生活。

（本资料由东南大学附属中大医院徐昌盛提供）

🕐 **思 考**

本例案例再次提醒公众，治疗一定要讲规则。就结核病来说，治疗需要一定的疗程才能彻底治愈，通常结核病需要正规抗结核治疗 9~12 个月，否则星星之火，可以燎原，不但疾病没有好转，还会出现严重的并发症。本案例因为治疗疗程不足，大爷自行停用抗结核药物，结果出现了结核性脑膜炎，差点丧命。

虽然经过中大医院医师的努力，疾病终于有了明显的好转，但《中华人民共和国传染病防治法》规定，结核病是一种传染病，依法需要到定点医院治疗，不能因为患者女儿是中大医院的忠实粉丝而不遵守。

在今年春节，宁波市动物园发生了老虎伤人事件，一位游客逃票爬过 3 米高的隔离墙，而误入猛兽区丧命，引起了社会的极大关注。其实这中间有两只老虎，除了动物园的真老虎外，还有心中的另一个凶猛的大老虎，那就是不讲规则这只老虎。在医疗领域内，因不讲规则而最终导致死亡的情况层出不穷。为什么动物园老虎伤人会引起

六十一　"周王爷"之亡羊补牢

这么大的关注,而医疗上不讲规则的大老虎却大行其道,不值得我们深思吗?

(宁波市第一医院宗建平点评)

医学精神取舍的痛苦

"我决心竭尽全力除人类之病痛,助健康之完美,维护医术的圣洁和荣誉,救死扶伤,不辞艰辛,执着追求,为祖国医药卫生事业的发展和人类身心健康奋斗终生。"每每回想起这段话,仿佛见到那个少年,一脸纯真,目光坚毅。一晃三十多年。

这中间,为了治疗心搏骤停的瘾君子,蹲守床边反复调试呼吸机,抢救、揣摩,夜不成寐也要找到那个无法解开的"谜"。也冒着巨大的风险给一个"过敏史"的孕妇做皮试,二十分钟"煎熬"换来一次踏实……。若说"不辞艰辛,执着追求"是职业精神,莫不如说是它教会医生穷尽努力去换取他人的尊严、生命、幸福。然而有时候,却夹在其中左右为难。

两年前有一位患者让我感受到了医学精神取舍的痛苦,留下了极其深刻的印象。这是个命运多舛的青年,父亲早亡,与听障母亲相依为命。28岁风华正茂时出现了典型的糖尿病症状,后被诊断为"1型糖尿病",遂使用胰岛素治疗。哪知这只是一个开始。

之后是越来越无法阻挡的性格改变、行为改变,患者越来越宅,体力也越来越差。到后来,记忆力开始出现减退,尤其容易忘记近期的信息,如说过的话、做过的事以及需要前往的地点等。再后来,只顾喝水,吃不下饭。听障母亲以为是糖尿病的关系,只顾悉心照顾。直到儿子开始变得木呆呆,这才预感不妙,送他去了医院。当地人民医院一番检查后,结合症状体征主要考虑"高钠血症、高氯血症、糖尿病、糖尿病周围神经病、低钾血症",予以积极治疗(多巴胺+间羟胺升压、低分子右旋糖酐类扩容、胰岛素降糖、硫辛酸针清除氧自由基及补液等治疗)。用了好多药,不但没有好转,反而开始出现午后发热,最高温度38.3℃。患者的情况越来越差,复查血中的电解质有明显异常(氯118.8mmol/L,血葡糖8.41mmol/L,钠153.1mmol/L),转我院急诊以"糖尿病"收住入院。

入院后体格检查发现患者血压低(91/63mmHg),神志尚清,精神软,反应迟钝,答题不切,其他检查没发现明显异常。颅脑 CT 发现左侧内囊后肢区可疑低密度灶。结合病史及症状体征,初步诊断:1 型糖尿病、记忆力减退待查、高渗状态、感染性发热和休克。

患者病情确实不容乐观,但我们心底也有两个巨大的谜团:①糖尿病史只有 1 年左右的年轻人,怎么会出现如此明显的智能障碍及神经系统的表现呢?②治疗后非但未好转,反而加重且愈加复杂,是不是走错了方向?想要救治这个可怜的年轻人,必须做一系列检查尽快追根溯源、找出病因。

听障母亲不眠不休地在床位守护着她的孩子,这是她生命的全部希望,只要一看到医生护士进去,她一定拉住他们,不停地用手语表达着什么。没有人懂手语,但我们都明白,她反反复复只在说一句话:救救我的孩子。

随着入院检查的深入,意外在患者胸部 CT 中有了重大的发现:两肺损害非常严重(图 62-1,图 62-2),且改变非常特殊,形成双肺多发的细支气管旁间质结节和囊腔。对着片子我们研究了许久,意见集中到了一种非常特殊的少见疾病——朗格汉斯细胞组织细胞增生症。说实话,自己只在教科书上见到过,但要诊断明确还需要做病理检查:从肺中挖一小块儿组织,如果是由朗格汉斯细胞(LC)为主的组织细胞的广泛增生浸润为基本病理特征,则可明确诊断。

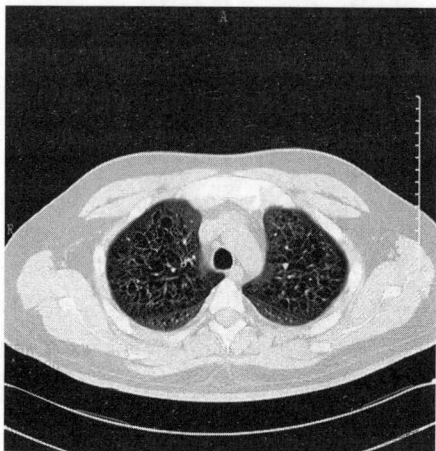

图 62-1　患者胸部 CT 检查(1)　　　图 62-2　患者胸部 CT 检查(2)

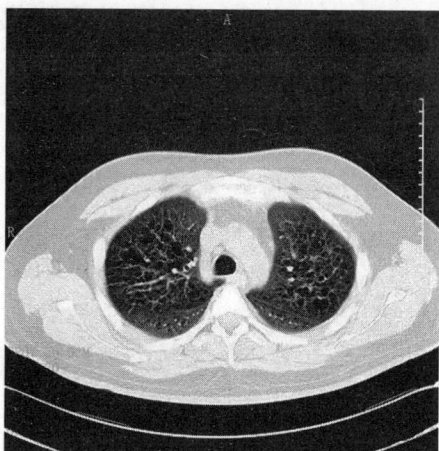

朗格汉斯细胞组织细胞增生症

朗格汉斯细胞组织细胞增生症（Langerhans cell histiocytosis, LCH）又称为组织细胞增生症X，是一组由朗格汉斯细胞为主的组织细胞在单核巨噬细胞系统广泛增生浸润为基本病理特征的疾病。本病好发于骨、肺、肝、脾、骨髓、淋巴结和皮肤等部位。传统上本病分3型：勒雪病（Letterer-Siwedisease, LS）、韩-雪-柯病（Hand-Schller-Christiandisease, HSC）、骨嗜酸细胞肉芽肿。

根据其类型不同，其临床症状和体征表现多样。可有发热、皮疹、肝脾及淋巴结肿大、溶骨性骨质破坏等表现，当然神经系统受累可以出现尿崩症，还可有共济失调、构音障碍、眼球震颤等神经系统症状。

那一刻我们的心情极为复杂。一方面，庆幸一生之中能遇到如此罕见的病例，细细一对照，患者的病情与朗格汉斯细胞组织细胞增生症极其相似，胸部CT的结果又符合本病的表现，答案似乎呼之欲出！为了让更多后人认识这种疾病，为了不留下遗憾，为了明确诊断或确诊必须要做肺组织活检。另一方面，让这个可怜的年轻人再受检查创伤，于心何忍？此时此刻患者病情已经极其严重，已经出现了严重的智能障碍，已经可以预见患者凶多吉少。探究医学与保护人性之间，何去何从？"不辞艰辛，执着追求……"的医学精神到底要我们不顾一切地去追求真相，还是放弃真相以减轻患者躯体之痛、听障母亲心灵之痛？我们展开了激烈的思想斗争以及科内讨论。

患者最后离开了，离开的时候不那么痛苦。听障母亲陪在他身边，面容哀戚却异常平静。

医生不是神，无法战胜一切疾病。医生只是人，只用一句话就让所有的矛盾、纠结戛然而止：如若活检、而后确诊，我们有没有办法挽回他的生命？没有。

那么记住，将伤害降至最低。Do no harm!（不伤害！）

医疗的本质是照护（care），不是服务（service），因此医学的最高原则是do no harm，不能因为治疗而带来附加的伤害。医生每天要做的三件事是破案、评估与选择最佳的治疗方案，最终目标是给患者提供最佳的照护，在医生治病的三件法宝（药物、刀械、语言）中，语言和所代表的人文关怀所发挥的作用是举足轻重的，过去、现在、将来都是如此。

六十三
半夜的"魔咒"

  在本日志第四十五篇《半夜里的陷阱》曾谈过这个问题。因为夜间医疗资源的配比不如白天,值夜班时每一个医师都希望太平无事,这也是想得到的最大"奢侈"与奖励。我每当给同事代班时,往往会特别忙,这似乎是一个"魔咒",经常会成为日常自嘲话题。一日,我替同事值了个夜班,又"中了魔"。前半夜几乎上蹿下跳,到睡觉时已是凌晨两点。可还未合眼,"追魂铃声"再次响起。

  半夜三更呼叫医疗总值班,能有啥好事啊!

  果不其然,一位急性心肌梗死的住院患者突发脑出血,家属无法接受,情绪失控,有可能随时引发冲突。

  还未跑进病区,老远就看到楼道上黑压压一群人,叫声哭声骂声直冲耳膜。医院的二线、三线、行政总值班、保安已到位。经过了解得知,男性患者,51岁,在当地村里有很高的威望。4天前因急性心肌梗死在我院紧急行冠状动脉介入治疗,术中曾出现2次心跳停止,幸亏救治及时,患者转危为安,家人也终于松了一口气。

  术后4天了,患者状况不错。哪知一个多小时前,患者突感非常不适,说话有点答非所问,这吓坏了在床边守候的妻儿,于是妻子急忙叫了值班医师。忙了一天刚躺下的值班医师,就迷迷糊糊地从初梦中被叫醒,检查患者的生命体征正常,心率和心律都不错,也没有缺氧等明显异常发现,推测可能是经历了急性心肌梗死的事件,心理有点压力,于是安慰了几句,同时也嘱咐家人可以再观察一下,有什么问题再处理,然后返回值班室休息了。没想一个巨大危机已经到来。

  没过多久,患者入睡了,还打起了呼噜。因为患者平时有打呼噜的现象,家人也习惯了,还稍稍宽了宽心。可听着听着就觉得不对了,怎么有一下没一下啊?这时再去叫患者已经叫不醒了。被再次喊来的值班医生发现患者出现了昏迷,急忙行颅脑 CT 检查,结果为大面积的脑出血(图 63-1)。临床中最难解的死结出现了,急性心肌梗死需要活血(抗凝药物治疗),而脑出血需要止血,这对满怀希望的家人来说是一个沉重的打击。

家属质疑:为什么第一次叫值班医师时不做 CT? 判断延误! 心情当然可以理解。

为了更好地积极抢救,提供更好的照护,立即组织了一次全院总会诊,经过几小时抢救与沟通,东方渐渐露出晨曦,事情终于慢慢平息。又一个通宵夜班,又没有逃出换班会忙的"魔咒"。

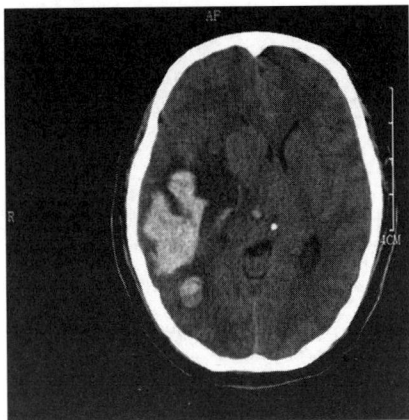

图 63-1　患者颅脑 CT 检查

事情到了这里大家可能会问,为什么会出现这种情况,有哪些地方可以总结提高?

1. 急性心肌梗死抗凝的风险有哪些?

急性心肌梗死的患者,特别是冠状动脉放入支架的患者抗凝是必须的。但要知道,任何一种治疗除了好的一面,当然还有副作用的另一面。抗凝的同时会相应有出血的可能,现在随着急性心肌梗死介入抢救成功率越来越高,术后并发出血的患者也随之增加,对于这一点必须要有清醒的认识。

2. 为什么早期不能发现?

本例患者并发的脑出血是在颞叶,人类脑颞叶负责处理听觉信息,也与记忆和情感有关,所以早期出血主要表现为精神或行为异常,不会出现肢体运动障碍等明显可见的表现。作为一位医师,当患者出现性格不好或精神症状时,你会想到有脑出血可能吗? 如果一个患者来院,特别是以精神症状为主,你会想到吗?

患者出现原因不明的精神症状或情绪"过火"时,千万不要认为是"医闹",更不应该置之不理,要注意排除脑额叶与颞叶病变。

3. 值夜班的"魔咒"是什么?

后半夜是医疗风险高发时段,必须引起大家或青年医师的高度重视。从医学角度来说,后半夜是人体内分泌的最低时期、反应的最差时期,尤其是在大医院工作的医师,白天工作都很忙,说真心的,到了后半夜已经非常累了,患者的一点点小小变化,很难引起医师的警觉。但这又是一个医疗事故高发的时段,所以必须重视。

六十四

让人看不懂的"胆囊炎"

我曾在《破解"声东击西"的疼痛（二）》等多篇日志中写到过急性胆囊炎，这是一种常见的急腹症之一，它的典型临床特征是右上腹部疼痛，有时病、症合一，毫无疑问，但结果却出人意料，可谓高深莫测。

这是一位 39 岁的男性患者，口述 4 小时前在家中突然出现上腹部持续性胀痛，还伴随腰背部疼痛。急诊科医师接诊后又详细询问了病情，患者除了有腰背部疼痛，无寒战、高热、腹泻，无咳嗽、咳痰、胸闷、气促等，又经过查体发现该患者上腹部有轻度压痛，血常规检查白细胞明显偏高，初步诊断考虑胆囊炎或胆囊结石可能。

但是急性心肌梗死早期也常以上腹部疼痛的面目出现，令多少医师为此误诊而跌足长叹啊。所以一般对上腹部疼痛的患者，为了排除急性心肌梗死或急性胰腺炎等致命性疾病，我们还要加做一个心电图检查。若是遇到突然起病的腹痛，我们还需进一步排除内脏穿孔或如肠系膜动脉栓塞等的血管栓塞性疾病。

经过检查，该患者的心电图和血淀粉酶（急性胰腺炎时升高）检查正常，血 D-二聚体浓度有轻度升高（1 050ng/ml）。为了安全起见，给患者安排了一个腹部 CT 检查，结果仅发现胆囊内有结石（图 64-1，图 64-2）。

从患者的临床表现及一系列的检查结果判断，已经完全符合了急性胆石症或胆囊炎的各项诊断要素。为了慎重起见，又请了外科医师会诊，会诊的医师也支持该诊断，于是将患者收住到肝胆外科的病房做进一步观察治疗。这一切看起来是一个非常完美的诊疗过程，绝对无可挑剔。

但危机往往会在完美中悄悄来袭。入院后患者一般情况尚可，体温36.2℃，脉搏 80 次/min，呼吸 20 次/min，血压 180/120mmHg，神清，自主体位，急性痛苦貌，全身皮肤巩膜无明显黄染（排除胆道阻塞），全身浅表淋巴结及左

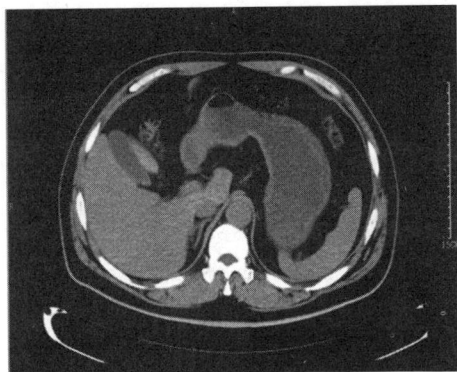

图 64-1　患者腹部 CT 检查（1）

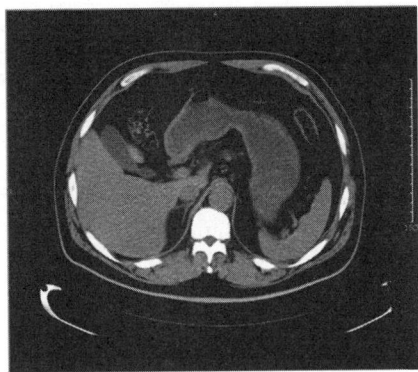

图 64-2　患者腹部 CT 检查（2）

锁骨上淋巴结未及肿大,全腹平软,肝脾没有肿大,没有肠梗阻及腹膜炎体征,仔细检查也没有腹腔积液表现。为了缓解患者的痛苦,除了药物治疗外,其中很重要的一项治疗措施就是插胃管,插胃管的目的是把胃内的液体引流出来。在正常生理状态下,胃内的食物特别是胃酸排入十二指肠时,胆囊就会收缩,排出胆囊内的胆汁,以帮助消化食物;但当出现胆囊炎或胆囊结石时,胆囊收缩便会加重病情。从口腔插入一根胃管到胃里,把胃内的食物及胃液引流出来,这是治疗和缓解胆囊炎或结石的一个重要手段。

　　在日常工作中,插胃管是一项简单、常见、相对安全的操作。但是当医生在给该患者插胃管到一半的时候,患者突然出现意识不清,呼之不应,小便失禁,心电监护提示心率下降明显,最低 30 次/min,皮氧饱和度监测下降,出现明显缺氧表现。这是从未见过的现象,在场的所有医师一下怵了,立即采取紧急抢救措施,迅速接上心电监护、气管插管、心肺复苏……,短短几分钟行政总值班、医疗总值班、科主任,以及外科二线班、内科二线班、心内科、重症监护病房、心血管外科医师、麻醉科医师纷纷到场参与了这场生命抢救战。经过大家齐心协力的抢救,该患者的心跳呼吸又基本恢复了正常(皮氧饱和度 100%,心率 110 次/min,血压 110/50mmHg)。

　　紧接着又组织了一场大规模的全院总会诊。这时,大家又发现了一个奇怪的现象,患者左侧肢体冰凉,脉搏无法触及,左下肢血压无法测出,会诊结果不排除主动脉夹层动脉瘤。主动脉夹层动脉瘤是一种少见的致命性疾病,死亡率极高。为明确诊断,需行胸腹动脉血管成像(CTA)检查,取得患者家属的同意后,考虑到运送过程中的风险较大,于是挂着升压药,携带除颤仪、氧气袋、心电监护等,全体会诊医师浩浩荡荡陪同前往……。

　　就在患者刚做完 CTA 的时候,突然又出现了心搏骤停、口唇发绀……。于是大家又紧锣密鼓地进行了心脏按压,静脉推注升压及恢复心跳药物(多巴胺针,肾上腺素针),呼吸机帮助呼吸……。一系列的抢救都无济于事了,这个才 39 岁的年轻生命最后还是告别了这个世界,在场的所有人都痛苦万分,生命有时就如此脆弱。

现在,大家是不是都正在猜测这个患者究竟是得了什么病? CTA 检查报告是这样描述的:升主动脉起始部至两侧髂动脉稍增粗,管腔内可见分隔,破口位于升主动脉起始部,可见对比剂进入,远端达髂动脉。局部累及左锁骨下动脉及两侧肾动脉。两肺透亮度减低,可见絮片状影,两下肺部分实变,两侧胸腔可见积液影。肝、胆、胰、脾未见明显异常。CTA 诊断结果是:

1. Debakey I 型主动脉夹层伴累及左锁骨下动脉及两侧肾动脉,请结合临床。

2. 两肺渗出性改变伴两下肺部分实变,两侧胸腔积液(图 64-3)。

患者的主动脉、左锁骨下动脉及两侧肾脏动脉血管壁都被分隔成二层而破裂了。

原来是致命的夹层动脉瘤惹的祸!

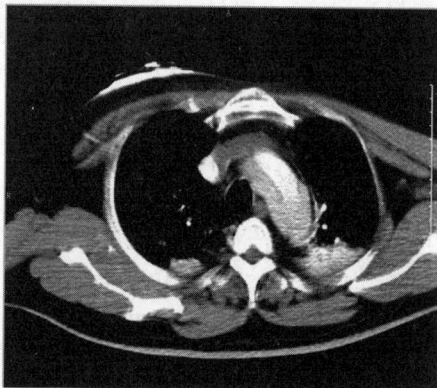

图 64-3　患者 CTA 检查

🕐 思　考

1. 对于突然出现上腹部疼痛的患者,如做心电图检查正常,再做一个腹部 CT 或 B 超(特别是生育期女性)检查,如发现有胆囊结石,因在沿海地区,胆囊炎或胆石症发病率很高,所以由于习惯性思维,我们一般不会去考虑其他疾病的可能。初始诊断为胆囊炎,最后却是夹层动脉瘤的类似病例,在其他医院也发生过,必须引起高度重视。

对于类似疾病的诊断突破口就是:左右侧血压不对称或下肢血压下降。

2. 对于一个起病急骤的腹痛,无发热,体格检查腹痛又不明显,或换句话说,就是症状与体征分离,从急诊思维来考虑,可能是肠系膜动脉血栓栓塞或夹层动脉瘤。症状与体征分离越明显,越应想到是血管性疾病所致。

3. 在急诊科有限的诊断时间内,必须排除最危险或致死性疾病,这是作为急诊医师最起码的思维方式。

4. 对腹痛患者是不是该常规做血 D-二聚体检查? 对一个突然起病者,血 D-二聚体检查该不该列为急诊常规检查? 虽然本例做了血 D-二聚体检查,却没有引起足够的重视,而被腹部常规 CT 所发现的胆囊结石所蒙骗了。

警惕,高深莫测的"胆囊炎"!

六十五

倒霉的腹痛　倒霉的医师

Life was like a box a chocolates, you never know what you're gonna get.

生活就像是一盒巧克力，你永远无法知道下一颗是什么味道。

——阿甘正传

急诊医生做久了，也有了这样的滋味。医学的世界真是"丰富多彩"，当简单的疾病遇到了不同的人，再简单的问题也可以变得错综复杂，甚至玄之又玄。

在急诊常常遇到输尿管结石的患者，听起来很简单的病，痛起来却是很要命。某天，某个医院急诊就来了这样一位患者，40多岁模样。已经是老病号了，要不是手头没有药，自己都能上手给自己治疗了。

询问病史和体格检查后，医生认为：病史清楚，患者曾多次因"右下腹部剧烈疼痛"到急诊诊疗，B超每次检查都发现右下输尿管内有结石，结石嵌顿的部位与患者诉说的腹痛部位对得上号。每次发病症状基本一样，每次按照输尿管结石治疗，虽然不能立竿见影，但加用止痛药后都能好转。既然一切都清楚，患者也催促着医生赶紧用药啊！按照老办法，立即用了止痛药物，治疗后疼痛缓解，患者高高兴兴回家去了。

哪里晓得，就这样走着回家的人，没隔多久又被家属送来，但这时已经停止了呼吸。面对生命的逝去，医患双方同样痛苦。

对于这样一个巨大的反差，一时难以接受。

好在，这个医疗争议经过医患双方反复沟通与协商，家人最后同意做尸体解剖。尸体解剖的结果让人大吃一惊，患者不但有输尿管结石，同时还有主动脉夹层动脉瘤。医生对后面这个诊断太熟悉了，这仿佛是一道死亡符咒，能有几人可以侥幸逃脱？

172

真是一个倒霉的医师遇到了倒霉的腹痛。

　　这个病例的教训在哪里？还是一个关键：临床思维。疾病有固定的诊断思维，腹痛患者一定要询问有无发热、起病方式、腹痛的性质和特点、部位四大要点。为了尽快得到及时诊断，一个医师的思维方式非常重要，我个人想特别强调的是起病方式。对于突然出现的腹痛，一定要考虑血管性疾病或内脏破裂等疾病的可能；另外，作为急诊科医师，在有限的时间内，出现任何一种症状，都一定要排除出现这种症状最致命的疾病，例如腹痛，一定要想到血管性疾病可能，特别是夹层动脉瘤。从这个角度来说，对于一个突然出现腹痛的患者，是不是应该常规做血 D-二聚体检查（血管性疾病如心肌梗死、肠血管栓塞或隔层动脉瘤都会有不同程度的升高）？

　　下次再次遇见同样的患者，这样的悲剧还会不会发生？我依然有很深的担心。

　　哲学家赫拉克利特说过：一个人从来不能两次踏入同一条河流。假如我们相信这是唯一一次诊治患者的机会，你愿不愿意把自己的思维运用到你的极致？很多人都说，医学之美在于技术的日益精细、精准。也有很多人说，医学之美在于坚持与执着产生的奇迹。而我以为，医学之最美，莫过于把你的思维运用到了极致。

　　你永远不知道下一个感冒患者会有什么样的症状和病因，也永远不知道下一个危重患者如何又轻易起死回生。你所能做的，就是尽最大努力，为其思考、努力、担当。

六十五　倒霉的腹痛　倒霉的医师

六十六

"便秘"掩盖的催命符

　　绝大多数人遭受过便秘的痛苦,这滋味确实不好受。尤其随着人口老龄化,越来越多的老人中招。俗话说:便秘不是病,忽视要人命。尽管大多数时候便秘可以通过生活起居、饮食结构的调整而"自愈",但临床上这样的患者还真的不少。便秘到底是不是病? 我们来看看这个病例。

　　一天夜晚9点多,急诊习惯性的"晚高峰"时,来了一个步履蹒跚的耄耋老人。老人颤颤巍巍地说:便秘10天了,本来倒也不是特别难受,可一个多小时前突然出现了腹痛、呕吐。接诊医师第一反应就是"肠梗阻",于是做了个腹部CT(图66-1),结果显示结肠内粪石过多。医师随即开了一点通便药,输了点抗生素,患者感到腹痛稍有减轻,就离开医院了。经历过3天的"蛰伏",通便药总算"见效"了,但疼痛却并没有随着排便而消失,这种隐隐作痛的感觉让老先生很不放心。

　　医师首先给他检查了血常规和CRP,二者都偏高,提示有炎症可能。加之老年人的腹痛常常因为感觉敏锐性下降,会表现得不太典型,所以为了防止意外,再三考虑还是住院观察为妥。入院后发现除了白细胞增高外,常规肿瘤指标等实验室检查均未见异常。一时也没了头绪,暂时作为胃肠炎或肠道炎症进行处理,给予抗感染药物治疗和导泻治疗。

　　治疗数日,没有明显缓解。先后邀请消化内科、胃肠外科会诊,经再三商量、征求患者意见后,对这位90多岁的老人进行了胃镜及肠镜检查,结果证实老人家有胃溃疡、反流性食管炎、萎缩性胃炎、结肠多发息肉。看似诊断明朗了,但给予相应治疗后"便秘"和腹痛仍然没有缓解,反而出现了新的症状:骶尾部疼痛。在骨科医师的指点下,又做了骶尾部X线检查、骨盆X线检查,也未发现异常。

　　放射科医师在写骶尾部和骨盆X线检查结果时,习惯性调阅了患者之前的影像记录，无意瞥见了患者有一个可疑的早期假性动脉瘤。就是这个习惯，调阅了患者以前的 CT 片（图 66-1，图 66-2），让大家吓了一大跳。为了明确诊断，更为了检查有没有增大，需要马上做腹部 CT 血管造影（CTA）（图 66-3）。对于 CTA 的检查，家属刚开始本来是拒绝的（一方面老人家年龄高，另一方面 CTA 价格有点高），最后还是非常配合，同意做检查。

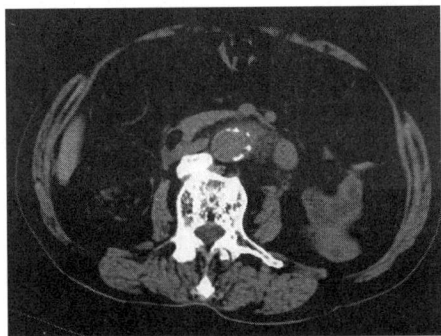

图 66-1　腹部 CT 检查（1）

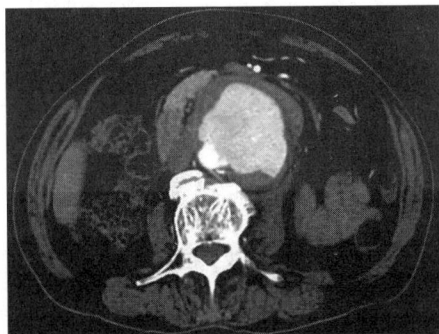

图 66-2　腹部 CT 检查（2）

检查的结果是我们最不想看见的：一个巨大的腹主动脉假性动脉瘤。而且短短半个月时间，一个原先肉眼根本看不太清楚的东西已经"吹"成了一个大"气球"，这是一个巨大的"炸弹"，随时会破裂致死。手术是此时唯一的选择。家属有顾虑，90 多岁的老人有没有必要手术？我们有深刻的教训，在第一册日志《肺炎与腹主动脉瘤的"情结"》一文中，那个想转上级医院手术的患者就在出院离开的瞬间动脉瘤破裂大出血，任华佗再世也无能为力。这位老人最后还是在医生的再三劝说下，通过介入

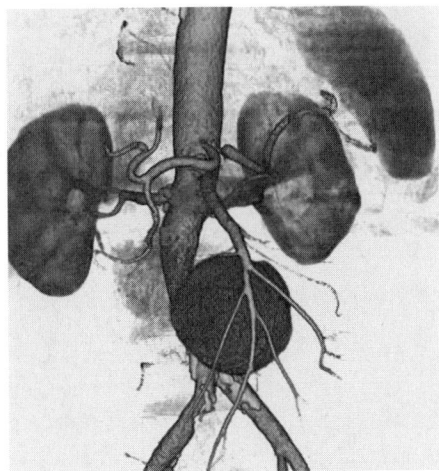

图 66-3　腹部 CT 血管造影

方法排除了这颗炸弹。一场可能发生的悲剧被果断"叫停"。

　　世界上，没有无缘无故的爱，也没有无缘无故的恨。同样的道理，更没有无缘无故的痛。当常见症状出现，你能否想到其后隐藏着大灾难？做最坏的打算，尽最大的努力。这是医生这个职业需要具备的素养。

六十六　『便秘』掩盖的催命符

175

　　1. 老年人的腹痛需要高度重视。由于年老,不但反应差,而且往往表现不典型,特别容易误诊或漏诊。

　　2. 患者第一次来院时,主要表现为突然出现呕吐与腹痛,我多次强调患者起病方式的重要性,突然起病的腹痛一定要除外腹部血管疾病的可能性;加上老年患者,10 天没有解大便,思路一下就集中在有没有肠梗阻的问题上,但当腹部 CT 没有发现肠梗阻时,该不该深思一下,还有什么重要疾病需要除外?

　　3. 如果那位写骨盆 X 线检查结果的医师,没有去仔细看一下前面的腹部 CT,那后果会怎样?作为一位放射科医师不应该遗漏一些细节,但我们的放射科医师工作量非常大,在这种情况下,如果我们的临床医师能够认真去解读一下腹部 CT,问题是不是会简单得多了。从医疗风险防范的角度,临床医师如果能好好读片,是不是可以弥补以上一些不足?临床医师要把命运掌握在自己的手里,必须好好读片。

　　4. 本例结果是理想的,患者最后康复了,取得了良好的效果。但大家有没有想过,如果在首次出现腹痛到明确诊断的半个月时间内,做肠镜或胃镜时,如果动脉瘤破裂了,等待我们的将是什么?

　　读片是临床重要的基本功之一,一定要重视。

腰背"闪电"的疑团

急诊世界是纷杂的,就像在森林中行进,不知前方的路在何方,不知会遇见什么;急诊不但是现实世界的缩影,更是生命真实的展示,在急诊中奔波多年往往能呈现出淡然处世、不惊不扰的力量。

前几篇谈到了几例奇葩的夹层动脉瘤,这不得不让我想起近二十年前一例全身"闪电"患者,难以忘怀。患者大概是一个三十来岁的男士,平时有点腰背酸痛,一小时前突然出现一个奇怪现象:自己坐在办公室,转身或活动时腰背部有"闪电",这种"闪电",以腰背部为中心并迅速向头部和四肢放射传导。每"闪电"一次都感到特别恐怖,没有发热、胸痛、咳嗽和腹痛等其他不适,患者内心感到非常恐慌,所以急忙来医院就诊。

接诊医师执业年限也不算低,可以说见过不少患者,也见过不少怪现象,就是没有见过全身会放电的疾病,感到特别奇怪。当然也不敢怠慢,立即给患者进行了基本评估,体温、血压、胸部心肺听诊均没有异常。叫患者脱去衣服,仔细检查了背部,既没有看到局部红肿,也没有局部压痛。叫患者转身时,患者又开始大喊大叫,类似症状又发作了,他不敢动弹,只得暂时停止检查。等了一会儿看着没事了,叫患者卧下,他感到腰背部有点酸痛,腹部检查也没有发现压痛、肿块或肝脾大等异常。当患者从床上坐起来时,症状又发作了,接诊医师对这种奇怪的现象不知所措,一时想不出如何处理是好,于是叫我去看一下怎么办。

当电话得知有这么一个奇怪患者,我也感到很纳闷,怎么会有全身"闪电"的疾病? 带着好奇到了急诊科,第一眼看到的是患者直挺着腰坐在那里,一脸恐慌表情,带着期盼的目光紧紧盯着我,那种期盼和渴望的目光非常强烈,又带着穿透力,让人印象深刻。通过详细询问病史,没有得到更多的信息,当时第一感觉是难道患者精神出了问题? 望着患者无所适从的神态,家人也赶来了,再次询问家人也没有得到更多新的信息。患者一早上班去时还好好的,据同事反映中午也好好的,排除精神刺激史,"破案"没有了线索,陷入了困境。

还有什么疾病会有这样的表现?有什么疾病随着运动后会出现一次一次的"闪电"呢?这是一个自己从来没有遇到过的怪现象。难道腰部有个什么东西会随时放电?难道患者的血管里面长了东西,或有一个病灶,会不断放电?想着想着,突然脑海里冒出了一个大胆的想法,难道是夹层动脉瘤?再一想只有血管壁在不断撕脱过程中,才有可能顺着血管壁向全身辐射,这是一个从来没有过的推测,想想也只有这个疾病最危险。只要能排除这个疾病,即使一时查不出病因也会安心一些,在急诊的有限时间里,最重要的是排除致死性疾病,于是立即嘱咐先开一个胸腹CT查一下。

让我们没想到的是,检查结果很快证实了我的判断,患者真的是得了主动脉血管瘤,一身冷汗啊!幸亏没有考虑患者是精神异常,我们又逃过一劫。

急诊世界,变化无常,各种疾病都会有不同的表现呈现在医师前面,没有不可能,只怕您想不到。只有学好基本功,有良好的思维方式,才能以不变应万变,处于不败之地。

本书连续写了若干篇关于主动脉夹层动脉瘤或主动脉假性动脉瘤的真实案例,临床医师在工作实践中还会遇到其他不同表现形式。比如有误诊为急性胰腺炎的;有上厕所解大便时主动脉夹层动脉瘤破裂突然死亡的;还有……

对于突然起病的各种表现,应想到有夹层动脉瘤可能,一定要小心、小心、再小心,注意、注意、再注意,才能防止悲剧的发生。

主动脉夹层的"真面目"

主动脉夹层动脉瘤虽然拥有"瘤"的头衔,但实际上却与我们平时所说的"肿瘤"有着天壤之别。

主动脉是人体内最粗的一根动脉,它从心脏发出后,在胸部称为胸主动脉,到达腹部后则称为腹主动脉。主动脉壁由紧贴在一起的三层组织构成,分别被称作内膜、中层和外膜。所谓主动脉夹层动脉瘤,就是由各种因素导致的主动脉最内一层的内膜撕裂,在血流的流体动力作用下逐渐剥离形成夹层,如果剥离过于严重或者"假腔"内压力过大,可使主动脉外膜呈瘤样扩张,因此得名"主动脉夹层动脉瘤"。

打个比方,主动脉就像一条自行车轮胎,时间久了,部分老旧了变薄,当这个"轮胎"压力过高,薄弱部分就会向外凸出。其一旦破裂,主动脉内的血液就会迅速外泄,如同汛期的江河决堤,一泻千里。患者几分钟就可能死于失血性休克,抢救成功的概率很小,凶险度却超过任何肿瘤,所以有人称之为体内的"炸弹"。

动脉粥样硬化、妊娠、严重外伤、重体力劳动及某些药物是引起夹层动脉瘤的常见原因。

六十八

万事皆有因

我记不清到今天,关于乏力的故事讲了几个了。不单单是乏力,还有头晕、喉咙痛,一些看起来压根儿不是病的病,最后居然都成了宝贵的医学经验。不得不说,这就是医学之魅力。

这次来了个患者,七十多岁,四肢乏力两天。要说乏力的原因,看看老太太的病历卡,头都大了,单是既往病史,就有高血压、高脂血症、2 型糖尿病、糖尿病性肾病、痛风,一大堆啊。细问之下,半月前有感冒,1 周前出现腹泻,两天前出现四肢乏力,下地行走有点困难。可老人的家里人倒没怎么放在心上,你想啊,一个七十几岁的老太太,本来就一堆的病,哪里还扛得住再感冒、腹泻啊,似乎在理。

再看看外院已经做的检查,腹部、颈动脉、心脏及下肢动脉超声,一堆的问题:双侧颈动脉粥样斑块,左右心房增大,二尖瓣后叶斑块,轻度三尖瓣反流伴轻中度肺动脉高压,二尖瓣、主动脉瓣、肺动脉瓣反流,心律失常,双侧股动脉粥样斑块等。

急诊医生觉得问题不简单,进一步完善检查,主要发现以下问题:一是体格检查,血压高,面部水肿,精神差,总体符合病史。二是实验室检查,血红细胞、白细胞及血小板数均稍降低(白细胞计数 3.2×10^9/L,中性粒细胞百分比 67.7%,淋巴细胞百分比 13.5%,红细胞计数 3.09×10^{12}/L,血小板计数 75×10^9/L,血红蛋白浓度 109g/L),血中炎症指标明显增加(C 反应蛋白浓度 61.8mg/L)。血钠稍低,肝肾功能有明显异常(血肌酐 160μmol/L,ALT 210U/L,AST 309U/L,LDH 1 549U/L,CK 6 069U/L,CK-MB 166U/L),血葡萄糖 6.0mmol/L。血液 D-二聚体升高(2 890μg/L,正常≤500μg/L)。尿常规:葡萄糖 ++,尿蛋白 +,隐血 +++。三是影像学检查,颅脑 CT:老年脑,双侧基底节及侧脑室旁有小缺血灶梗死灶。胸部 CT 示两肺间质性改变,右肺下叶小结节。

这真是查到哪儿哪儿都有问题。于是，入院卡上出现了一大堆的诊断：①四肢无力待查；②高血压病；③2型糖尿病性肾病；④血常规三系（白细胞、红细胞和血小板）减少；⑤肝功能异常；⑥低钠血症；⑦尿路感染；⑧动脉粥样硬化；⑨房颤等。

尽管患者基础疾病很多，但本次治疗还是针对患者的四肢乏力问题。排除了颈椎、外伤等因素后，这乏力突然成了谜。要说那一堆的诊断与当前的主要症状有关吧，都有那么点关系。但这都是沾点边儿、都有关系却又站不住脚。医生都觉得牵强附会的，一定不可能是主要病因。那么，难道又是神经系统的问题？

我们知道，神经系统疾病很多会出现乏力，比如吉兰-巴雷综合征、多发性神经病、多发性肌炎、低钾周期性瘫痪、急性脊髓灰质炎和重症肌无力等。

关于这位老太太的诊断，一时陷入了迷局。全院总会诊是破解迷局很好的方法。医生们就此展开了热烈的讨论，论点论据都来得很充分。

住院医师甲：发病前有感冒、腹泻病史，目前表现为四肢无力，首先考虑吉兰-巴雷综合征。

主治医师甲：同意。患者老年女性，急性起病，表现为四肢无力，首先考虑吉兰-巴雷综合征，完善肌电图及腰穿。下一步予丙种球蛋白、营养神经等对症支持治疗。

副主任医师甲：我也同意。患者老年女性，急性起病，起病前有感冒、腹泻病史，以四肢无力为主，呈对称性，首先考虑吉兰-巴雷综合征。另外，患者肝肾功能异常，血常规三系减少，心功能差，C反应蛋白、血沉偏高，表现为多脏器损伤，不排除自身免疫性疾病可能。

副主任医师乙：患者老年女性，四肢无力对称性出现，血钾正常，低钾麻痹暂不考虑，考虑吉兰-巴雷综合征；患者有糖尿病病史，糖尿病周围神经病变可有肢体麻木无力症状，但多慢性病程，临床不支持。

主任医师总结发言：目前基本考虑是吉兰-巴雷综合征。依据：①起病前有感冒、腹泻病史；②急性起病，四肢对称性无力；③查体四肢腱反射消失。患者血常规三系减少，肝肾损伤，自身免疫性疾病、副肿瘤综合征可能不能排除，建议予肿瘤标志物等肿瘤筛查试验。

吉兰-巴雷综合征是啥？先来看一段小贴士。

吉兰-巴雷综合征

用专业的话来说，吉兰-巴雷综合征是常见的脊神经和周围神经的脱髓鞘疾病。又称急性特发性多神经炎或对称性多神经根炎,也就是说因为发炎,造成神经指挥肌肉运动障碍,表现为进行性上升性对称性麻痹、四肢软瘫,伴有不同程度的感觉障碍,病前一到两周往往有发热、感冒等症状,多数可完全恢复,少数严重者可引起致死性呼吸麻痹和双侧面瘫。

脑脊液有典型的蛋白质增加而细胞数正常,又称蛋白细胞分离现象。

看起来对上号了,医生放了一大半的心。哪知道还没开始正式治疗呢,患者突然如有神助般好起来了,先是四肢力气慢慢恢复,肝肾功能的指标也趋向正常。似乎恢复来得快了点,甚至有点匪夷所思。难道这老太太运气好到这程度啊,是罕见的轻型吉兰-巴雷综合征?

主管医生一方面为老太太高兴,老人可以少遭罪了;另一方面又百思不得其解。医生最大的职业病就是刨根问底,人体的健康是由无数个小细胞之间达成平衡而维持的,普通人看起来健康是如此平常,而在医生看来却极其复杂。你想啊,钾离子多点少点心脏就要乱了节奏,钠离子多点少点肾脏也要乱套,更别说血压、血糖高点低点了。但在医生眼里,万事皆有因,找到原因才是治病根本,稀里糊涂症状好起来却没有一个让自己信服的理由,那医生是要难受死的。

这"妖魔"是在随后一次无意的对话中被发现的。听到"秋水仙碱"四个字,主管医生眼睛都亮了。治疗痛风的这个秋水仙碱本身具有很大的毒副作用,只用于止痛,不可以长期服用。老太太前段时间痛风发作,都没看医生,自己就给自己开"方子"治疗上了,一吃就吃了一个多月,直到入院后才不得不停止。

就它了,主管医生飞奔回办公室,翻出药典细读,确定就是它。看看,药典上怎么写的?

秋水仙碱不良反应

1. 胃肠道症状　腹痛、腹泻、呕吐及食欲缺乏为常见的早期不良反应,发生率可达80%,严重者可造成脱水及电解质紊乱等表现。长期服用者可出现严重的出血性胃肠炎或吸收不良综合征。

2. 肌肉、周围神经病变　有近端肌无力和/或血清肌酸磷酸激酶增高。在肌细胞受损的同时,可出现周围神经轴突性多神经病变,表现为麻木、刺痛和无力。肌神经病变并不多见,往往在预防痛风而长期服用者和有轻度肾功能不全者出现。

3. 骨髓抑制　出现血小板减少、中性粒细胞下降,甚至再生障碍性贫血,有时可危及生命。

4. 休克　表现为少尿、血尿、抽搐及意识障碍。死亡率高,多见于老年人。

5. 致畸　文献报道2例Down综合征婴儿的父亲均为因家族性地中海热而有长期服用秋水仙碱史者。

6. 其他　脱发、皮疹、发热及肝损害等。

秋水仙碱以往主要用于治疗痛风急性发作期,用法是每天2~3次,每次1mg,一般用7~10天后停药;现在主要用于预防痛风,可以用3~6个月,但剂量是每晚0.5mg。秋水仙碱的副作用与剂量和肾功能等有密切关系。

随后就是时间问题了。随着时间的推移,患者的各项指标进一步好转,一个多星期后就平安回家了。

万事皆有因。当很多说法都无法解释当前症状时,尤其出现了多系统损害时,一定要想到中毒的可能。

六十九

午夜惊魂之致命的乏力

　　2016 年 12 月 28 日是老许出院的日子。按照我的习惯,每一个死里逃生的患者出院时,我都请他在病区走廊拍照留念,拍照的那一刹那是患者幸福的时刻,也是我最开心的瞬间。可是患者已经不在病区,我问正在护士站办理出院的患者女儿,她说她爸在医院外面兴奋地溜达呢。我理解患者"重会走路"的心情,一个月来的举步维艰,一周前的命悬一线,现在重获新生,没有理由不高兴。

　　一个月前,老许莫名其妙地出现下肢乏力,于是乘公交车去当地医院看病。当公交车车门打开的时候,发生尴尬的一幕,老许无论如何也抬不起他那使用了 71 年的双腿,尽管近 3 年左腿时常不自主抖动,但从来未影响行走。他选择看骨科医生,骨科医师让他做了颈椎和腰椎磁共振检查,结果骨科医师告诉他,颈椎椎间盘突出很严重,需要手术治疗。

　　老许愁眉苦脸地回到家。半年前因胃癌在江苏省人民医院行全胃切除,元气大伤,出院后每次进食量不能多,毕竟以前那个"能屈能伸"的胃没有了。现在又要面临手术,家人商量后决定去南京一家著名医院骨科看一看,是不是可以不手术。但再次颈椎磁共振,结论与当地医院如出一辙,骨科专家的意见是必须手术,否则可能彻底瘫痪。

　　老许的心凉透了,乏力进一步加重,无法独自上床,艰难躺下后无法翻身,到后来连饭碗都无法掌控,讲话也不利索,老许的天空一片黑暗。家人想方设法联系到扬州一位著名的小针刀医师,但这位医师表示他无能为力,建议去看神经科。

　　冬至那天,老许步履蹒跚、摇摇欲坠地站在当地医院神经科医师的面前,医生告诉他需要预约肌电图检查。就在看完神经科医师的当晚,老许四肢彻底地"瘫痪"了,并且出现呼吸困难。凌晨时分,救护车将他送至当地医院急诊科,医师给他家人下达病危通知书,患者的儿子、女儿心急如焚,冒着巨大的转运风险将患者转往南京。

2016年12月22日6点10分救护车抵达东南大学附属中大医院急诊科,罗永朝医师和夜班护士在即将迎来清晨第一缕阳光的时候,死神再一次站在他们面前,他们知道这个点到急诊的患者绝大多数是命悬一线。他们的神经再次绷紧,护士迅速连接监护仪,测体温38.3℃,血压179/111mmHg。罗永朝医师一边体格检查一边简要问诊,看着患者艰难地呼吸,罗医师果断下达抽血气分析的医嘱。急诊科医师和护士永远都需眼观六路、耳听八方,分秒之间,必须直捣黄龙。

几分钟后的血气结果触目惊心地出现在医师和护士眼前:血中二氧化碳的含量是正常人的3倍多,血钾的浓度只有1.1mmol/L,相当于正常人的四分之一。只要是做医生的都知道,这两个指标的严重异常意味着患者非常危险。于是立即给患者用上无创呼吸机,快速静脉滴注3‰的氯化钾。短短的3个小时,4.5g氯化钾进入患者的体内,但复查血钾仅仅升高0.5mmol/L;更为糟糕的是患者的血压明显下降,需要泵入多巴胺维持血压;心电监护上频繁出现室性早搏,这是要心室颤动、心搏骤停的节奏。

深静脉置管和气管插管势在必行,万一出现心搏骤停,这两条管路是患者的生命线。我和家属交代病情并征得他们的同意后,深静脉通路很快被建立,快速补液,泵入去甲肾上腺素和氯化钾,还通过胃管反复注入氯化钾和大剂量的螺内酯(能让钾离子更多地保留在体内)。因为存在严重的代谢性碱中毒(血HCO_3^-高达60mmol/L),所以快速静脉滴注精氨酸纠正代谢性碱中毒,否则若代谢性碱中毒与低血钾症狼狈为奸,那么低血钾症想要迅速纠正会很难。气管插管呼吸机辅助控制通气,抗生素及时用上。到23日10点,已经累计补充氯化钾34.5g,硫酸镁20g,螺内酯400mg,精氨酸40g(第28小时)。功夫不负有心人,到了第二天早上,患者的血钾升高至2.9mmol/L,四肢肌肉力量恢复正常。收入第二天下午,拔除患者的气管插管,自主呼吸良好,其后多次复查血气分析,血二氧化碳的含量均在正常范围。尽管CT显示患者存在两肺炎症,但在使用抗生素后,患者的体温未再升高。

患者有5年的高血压病史,目前出现严重低钾和代谢性碱中毒,醛固酮增多症这个诊断在我主持抢救工作的开始就浮现在眼前。根据2016年我国《原发性醛固酮增多症诊断治疗的专家共识》,在患者入急诊病房的第二天,我们做了筛查试验,患者醛固酮/肾素比值为129,远远地大于30(筛查阳性标准),12月27日进行确诊试验,4小时内输注生理盐水2 000ml,患者的醛固酮浓度为19ng/dl(是确诊标准近2倍)。查肾上腺增强CT未见明显的占位性病灶。至此患者的诊断水落石出——特发性醛固酮增多症。高血压和低钾肌肉麻痹只不过是"掩人耳目",醛固酮增多症才是幕后真正的元凶。

急诊科医师每天面对形形色色的急危重症患者,除做好器官功能支持外,还要练就一双孙悟空的"火眼金睛",在尽可能短的时间内给患者作出准确的诊断,这始终是精准医疗的基石。患者的下肢乏力,两次就诊于骨科,一次就诊于神经科。两个科的医生均从本科的角度考虑患者的诊断,差一点将患者送上手术台,直到命悬一线送至急诊。对于醛固酮增多症造成的严重低血钾症,急诊科偶可遇到,国内的流行病学调查显示原发性醛固酮增多症继发难治性高血压患者中,低血钾症的发生率为91.3%。这类患者血气分析检查常常显示代谢性碱中毒的存在,这与肾小管酸中毒恰好相反。

醛固酮增多症引起高血压并不少见。国外报道在1、2、3级高血压患者中,原发性醛固酮增多症患病率分别为1.99%、8.02%和13.2%,而在难治性高血压患者中,患病率更高,为17%~23%。2010年中华医学会对全国11个省1 656例难治性高血压患者进行了原发性醛固酮增多症的筛查,首次报道其患病率7.1%。因此,对司空见惯的高血压我们得多留个心眼,除高血压合并低钾血症需要高度怀疑原发性醛固酮增多症外,下面5种情况高血压也需要排除原发性醛固酮增多症的可能:①持续性血压>160/100mmHg、联合使用3种或3种以上降压药物的难治性高血压;②高血压合并肾上腺占位;③早发性高血压家族史或早发(<4岁)脑血管意外家族史的高血压患者;④原发性醛固酮增多症患者存在高血压的一级亲属;⑤高血压合并阻塞性睡眠呼吸暂停综合征者。对于以上情况我们在未排除原发性醛固酮增多症之前,应该避免使用利尿剂降压,老许高血压吃了5年的缬沙坦氢氯噻嗪片(其中氢氯噻嗪具有排钾利尿作用)和酒石酸美托洛尔片,最终发生了严重低血钾症。

评注

1. 东南大学附属中大医院急诊科徐昌盛主任给我们提供了一个很好的病例。本例病例再次告诉我们常规检查的重要性,对于一个下肢乏力的患者,必须先从最基本的查起,不应该马上就查磁共振等高大上的检查。如果第一次到骨科就诊做一个血电解质,测一下血钾,那么患者不至于走那么长一段弯路,也不至于造成后面那么严重的后果。

2. 对一个高血压患者,必须认真查一下原因,没有所谓的原发性高血压,只有没有本事发现原因的高血压,因为任何结果都有原因。

3. 对一个高血压患者,如果没有查过醛固酮,而服用有排钾作用的利尿剂及酒石酸美托洛尔片等降压药治疗,是不是合适值得深入思考。

七十

往坏处说的医生

经常听到这样的议论：别听医生的，他们呀，就喜欢把问题说得很严重。有的甚至说：医生就喜欢把毛病说得越重越好，病看好了就是医生本事大，看不好就是患者造化差。

真的是这样吗？太多小毛病后来变成了"夺命杀手"，类似情况太多了，来看一个真实的病例吧。

一位 76 岁的老年女性患者，10 天前不知怎么出现了右眼红肿。患者自己是退休医生，自我检查一番后确认无大碍，便任其自然。哪知，预想的两三天时间后，这红肿不仅没有消退的迹象，反而愈加严重。患者不断地流眼泪，还出现了难以忍受的疼痛，眼睛都睁不开了。她拿出了医务人员心目中的抗皮肤感染"神器"——金霉素，抹了抹倒是稍微缓解了点，但依然无法阻止它的症状迅速加重，很快，患者出现了畏寒高热。事情至此，患者方感不妙，跑去了附近医院。

医生看到患者时，患者体温 39℃，右眼已经看不清了，而且已经明显突出变形。查血常规白细胞有 30 000$^+$/μL，有贫血(血红蛋白 64.4g/L)和营养不良(白蛋白 25.7g/L)。眼眶 CT 发现：右侧眼部周围有高密度影，右侧眼睑肿胀，右侧眼球突出。考虑感染所致，予"哌拉西林钠针"(青霉素类抗生素)静脉滴注两天。治疗后，患者体温虽然稍有下降，但眼眶红肿无明显好转。几天后，家人突然发现患者行动迟缓，呼之尚有反应，对答困难，高热，寒战，匆忙送到我院急诊科。

入院检查的情况很不理想，患者血压很低，颈部有抵抗，种种迹象强烈提示眼睛的局部感染已经扩散到大脑里面，情况相当危险。但急诊颅脑 CT 却仅发现大脑镰旁脂肪瘤和右侧眼眶周围软组织稍肿胀外，并没有更多的异常。考虑"右眼眶蜂窝织炎，神志不清待查：颅内感染？"收住入急诊监护病房。经过进一步检查发现,患者还有小脑边的多发腔隙性梗死灶、肺部感染和胸腔积液。一周后又出现消化道出血,两周后又发现有肝脓肿、泌尿道感染、颅内脓肿。

一个眼睛局部炎症,由于没有及时正确处理,结果感染扩散到颅内,出现了脑部化脓,细菌再通过血流播散到全身,出现了败血症,造成全身多个部位感染(肺炎、肝脓肿、泌尿道感染等)。患者不但昏迷不醒,还有休克和消化道出血等可怕的并发症,这些信息综合起来就是四个字:凶多吉少。

医生反复与患者女儿沟通,并多次发出病危通知。好在患者女儿能理解,始终积极配合。经过两个多月的日夜抢救:抗炎、呼吸机支持呼吸,抗休克、胸腔穿刺引流,肝脓肿引流和营养支持等治疗,最后患者神奇般地好起来了,终于完全康复出院了。

为了便于患者出院后随访,与患者的女儿加了微信。在聊天中,她一再说起:我们不懂医学知识,但做医生的最喜欢吓唬人,凡事总是往坏处说。这种抱怨在医院的公共场所经常可以听到,可以说是老百姓的普遍观点了。究其原因是知识信息的不对称。

俗话说:不知者无畏。生活中我们自己也经常这样,对一个不熟悉的事物往往会直接着手处理,而对熟悉的事物因为深知其中的复杂难度,更容易有顾虑。

医生和患者之间的知识信息是不对称的,医生的专业水平和经验决定了他能够看到更多小问题背后的大隐患。而生命的唯一性、不可重复性也决定了医生有责任将可能发生的危险降低至最小,因此,对疾病的预判能力也是对一个医生最大的考验。一个医生如果不知道或不会识别早期危险信号,一定不是好医生。医生必须依赖扎实的理论功底和丰富的临床经验,才能更清楚全面地预估患者可能面临的各种危险,这些危险但凡有发生的概率,哪怕是极小的概率,对医生来说都必须当作百分百会发生的危险,未雨绸缪,生命面前绝不能有万一。然而,患者恰恰相反,"我怎么可能那么倒霉",患者是最不希望那万分之一甚至几万分之一的概率发生在自己身上,对健康的渴望注定了他们发自内心地一切往好处想,往积极的方向想。于是,医患之间出现了强烈的思维反差,因此,患者抱怨"没病也被医生吓出病了",医生也很无辜。

"理解万岁",我们知道要做到理解有多难,它的价值等同于"万岁"。但医患仁心,我们还要尽力把更多的医学常识向老百姓普及。只有彼此的知识信息不对称距离缩小,医患之间的鸿沟才能越来越小。

健康宣教

1. 小小的眼部发炎,最后造成全身的炎症扩散、败血症、全身多处化脓性炎症,教训是深刻的。眼部或脸部的"危险三角区",每当发生感染,特别是当病灶有扩大的趋势时,一定要及时到医院就诊,万万不可粗心大意。

2. "危险三角区"是指鼻下口腔周围这一部位。这个部位血管丰富,口腔、鼻、咽喉、眼等部位的感染都可以扩展到这里。而最严重的是这个地方有不少血管通向大脑,它们一旦损伤或感染,就可以把细菌及其毒素传到大脑,发生脑膜炎或脑脓肿。所以在该区内的疖肿,哪怕很小,也千万不要用手去挤压,那样会引起感染扩散。本来只是一个微不足道的小疖子,因为挤了一下,发生了脑膜炎,以至丧失生命的实例也是不少的。因此,要教育孩子,注意保护好"危险三角区"。

3. "危险三角区"感染的患者,特别是有糖尿病、免疫力低下、高龄或营养不良的患者,更要及时到医院诊治。

七十一

守护生命　永不言弃

　　记得那是一个星期六的晚上，老赵被送到急诊复苏室的时候已经神志模糊，血压 70/50mmHg，心率 120 次/min，完全处于休克状态。据说他是 1 小时前从 9 米高的地方不小心坠落下来的。

　　作为急诊科医生的我一边抗休克，一边通过初步拍片检查诊断为"创伤性失血性休克、骨盆骨折"。然而，不管怎么输血、输液抗休克治疗，患者的血压就是上不去，虽然骨盆骨折的出血量也可以达到很大，但会不会合并迟发性腹腔内出血？因为来的时候我已经给他做了胸腔、腹腔穿刺，并没有穿出血性液体。于是我再次给他进行腹腔内穿刺，这时果然穿出大量的血性不凝液体。患者必须马上急诊手术，刻不容缓，否则性命不保。当我打电话给胡培阳院长的时候，他正在吃晚饭。我说要不这边术前先准备，你吃完饭再过来。胡院长很生气：患者命都快没了，还吃什么饭？！他放下碗筷就赶来了，当晚就给老赵进行了"剖腹探查术"。由于患者从高处坠落，与地面猛烈地撞击后，不仅使骨盆骨折，更使髂内动脉断裂引起出血，导致后腹膜形成一个巨大的血肿，腹腔内出血量超过了 5 000ml。由于出血量太大，手术期间在输血的同时还应用了自体血回输技术。4 个小时过去了，手术顺利完成，不仅结扎了动脉，用支架外固定住骨盆，还用 4 块盐水纱布填塞止血。然而由于患者腹腔内压力太高，关腹困难，只能敞开，用负压封闭引流技术（VSD）连接后与腹壁缝合，术后住进了急诊创伤监护室。

　　庆幸的是老赵恢复得很快，但是留在体内的纱布的时间太久容易引起感染，必须取出，腹腔长期开放也容易引起感染。于是 5 天后，老人接受了第二次手术，不仅将填塞的纱布取出，而且成功地将腹腔造口关闭。

　　眼看老赵在监护室里一天天好转，并脱机、拔管，逐渐脱离了生命危险，大家都感到很欣慰。但是，当我们已经帮他联系好专家准备第三次手术时，家人居然决定放弃手术。这让我感到很意外，如果不手术意味着之前的努力将全部付诸东流，患者性命虽然救回来了，但无法行走，下肢无法承重，需长期卧床，也就意味着一辈子瘫痪。当我把这种后果跟他的妻子分析后，他妻子的脸上流露出无奈的神色。且不论老赵的身体是不是能再次经得起手术的打击，在经济上为了救老赵，已经花光了所有的积蓄，家人已无力负担昂贵的手术材料及聘请专家的费用，明知后果严重还是决定放弃。

我把情况汇报给胡院长，胡院长几经思量，终于想出个两全的办法，既不用花太多的钱，又能帮助老赵恢复，跟老赵的妻子沟通后，觉得可行。于是在老赵受伤 20 天后，胡院长带领创伤外科、CT 室及麻醉科手术室相关医务人员在CT室为老赵做了第三次手术——"CT引导下双侧骶髂关节螺钉内固定术"。

手术相当成功，术后老赵在医务人员及家属的悉心照料下恢复很快，并转到了普通病房。如今，几经磨难在死亡边缘徘徊过的老赵终于好转出院了，也为这次成功的救治画上了一个完美的句号，我们也衷心祝愿老赵能早日康复。

（本文由天台人民医院提供）

七十二

危险的惩罚

今年夏天的一天让我有点意外,短短半天,送来两个少年,1 个 17 岁,1 个 15 岁。因为不同的经历,和我在急诊科不期而遇。

17 岁少年,青春叛逆,高一学生,4 天前因为和同学打赌输了,按照约定,需要深蹲 300 次。其实做到 100 次,就有点吃不消了,可是年少气盛,加上同学的起哄,硬是做完 300 次深蹲。

做完以后,就出现站立不稳、双下肢及腰背部疼痛,未予重视。3 天前出现酱油色小便,腰背的疼痛进行性加重,今天实在熬不住了,才告知父母,来到医院。不言而喻,少年诊断明确"横纹肌溶解症",虽然我知道他的肌酸激酶都会升高,可是看到检验报告单时还是让我有点震撼。肌酸激酶是正常的(CK 308 385U/L,ALT 1 990U/L,AST 2 608U/L,LDH 5 179U/L, 肌 酐 167μmol/L)。于是大量补液,碱化尿液,CRRT 治疗,护肝护胃,随后送入急诊病房进一步治疗。

15 岁少年,来医院时,不停地呕吐,脸部淤青,气若游丝,四肢冰冷,口唇轻度发绀,颈部可及卡压痕,隐隐地还有小小的出血点,一看就是我们俗称的"上吊",可是花样少年,怎么会上吊? 随行的妈妈哭得很伤心,说:儿子前几天和同学打赌输了,按照约定,得接受惩罚。还说最近在同学之间,大家都在讨论国外很盛行的一种死亡游戏,说是可以让人体验濒临死亡时的快感。但是大家都不敢尝试,于是约定,谁打赌输了,就需要接受尝试死亡游戏。

于是,他儿子就遵循网络上说的,先买了好多止痛药物。因为按照网络上所写,如果止痛药吃多了,就会全身无力,就要接受气管插管,插管的同时就能体会到窒息——濒临死亡的快感。他儿子和同学们一边视频,一边把买来的 4 盒止痛药吃了,可是,他儿子吃了药以后,没有反应,所以就用带子勒自己······幸好,孩子的妈妈回家早,发现了,就送到了医院······监护仪上血压、心跳还好,颈部伤口也不深,只是氧饱和度稍低一点,暗暗替小孩庆幸。赶快洗胃、导泻、吸氧,使用药物护胃护肝,促进药物代谢,改善脑水肿,送急诊病房进一步抢救。

在我们的孩提时代,小伙伴之间,谁做错了事情,有个小小的惩罚,以作惩戒,无伤大雅。可是如今,这种荒诞的事虽然也曾听说过,总觉得离我们很遥远,以为是媒体拿来博眼球的新闻,于是看过了也就忘记了,权当茶余饭后的谈资,一笑而过。可是如今,真切地经历了,还是存在心有余悸的震惊。

两个小孩,他们何其幸又何其不幸,仅仅因为一个小小的惩罚,差点丢失性命,让人如此揪心。看来在网络盛行的今天,应该如何关心孩子的心理健康、让孩子快乐阳光地成长呢?我们的教育还是任重而道远。

七十三
有惊无险的生命争夺战

在急诊这个没有硝烟的前线战场上,医务人员每时每刻都站在患者身边与死神斗争,用速度与激情诠释了生命守护者的意义。其中,心搏骤停是急诊科医务人员每天面对的最直接也是最凶险的对手。

就在国际心肺复苏最新指南刚刚发布之时,我院的前线又传来一例心肺复苏41分钟成功的捷报。10月19日13:10,秋高气爽,阳光和煦,急诊科同往常一样忙碌而又秩序井然。在急诊留观大厅里,护士胡丹妮正俯身低头给一患者做头孢霉素皮试。这是一位50岁左右的男性患者,因"胸闷、胸痛1小时"来院就诊,查心电图及心肌酶谱均未见异常,胸部CT示支气管扩张症伴感染。胡护士做完皮试时,时钟上的指针正走到13:11,当她一抬头,蓦然发现患者已呼之不应,面色、口唇发绀,心里暗惊,立刻大喊:"患者意识不清,快来抢救",话音刚落,闻讯赶来的胡小珍、孙西西护士迅速配合将患者推入抢救室。

在场抢救人员立刻围了上来,值班人员张作新医师边询问患者病史边触摸颈动脉进行评估,考虑患者心搏骤停,医嘱立即启动心肺复苏流程。此时,患者家属也吓出一身冷汗,情绪万分激动,开始捶胸顿足、呼天抢地,一瞬间,抢救室陷入一片悲怆的嘈杂声中。大家各司其职,立即将患者平卧行胸外按压,黄丹丹护士予呼吸球囊辅助呼吸、心电监护等;与此同时,林少琴护士长迅速建立静脉通道、予肾上腺素1mg推注、双管输液、抽血送检;这边护士早已提来气管插管箱;那边护士也已经推来心肺复苏机,接上呼吸机后,持续进行胸外按压。

不知何时,家属们十几号人马浩浩荡荡地在边上越聚越多,突然有人哭道:"求求你们救救人啊……"人群骚动,家属情绪激动地继续嚷道:"刚刚还好好的,怎么突然就心脏停了?""一定是皮试针打坏了!"负面情绪瞬间弥漫。

我们的抢救人员并没有因此停下抢救去辩解。医嘱一条条清晰下达,抢救有条不紊地进行着。13:21 心电监护仪上显示室房颤动,张医师嘱道:"立即准备除颤,充电 150J(焦耳),充电期间持续胸外按压"。除颤后心电监护提示窦性心律,但不能维持。13:25 患者再次出现心室颤动。"立即调到 200J 非同步电除颤"张医师当机立断。

时间一分一秒地过去了,此时抢救工作已进行了近半小时,可患者仍没有任何生还的迹象。人群中家属情绪更加激动,哭喊怒骂声不止。"不能放弃,一定要坚持,再坚持。"闻讯赶来的钱松泉主任鼓励在场的每个抢救人员,"继续予肾上腺素推注,心电监护提示心室颤动,继续予 200J 电除颤。"所有医务人员此时只有一个信念:无论如何,不能让鲜活的生命轻易逝去。13:52 经过第四次电除颤后,共使用了 13mg 的肾上腺素患者终于再次恢复窦性心律,颈动脉搏动可触及,心肺复苏成功。14:12 患者的神志竟已转清醒,对答切题,面对此般奇迹,家属破涕为笑,人群里又是一阵激动荡漾开去。

尽管如此,抢救人员仍未掉以轻心。那么,问题来了:导致患者心搏骤停的原因到底是什么?难道真的是做皮试引起的吗?在简单追问病史后,奋战在急诊十余年、经验丰富的钱松泉主任意识到这很可能是急性心肌梗死引起的,而非家属一口咬定的"皮试针打坏的"。虽然过敏性休克也来势凶猛,可以导致患者在数分钟内发生症状;但是,过敏性休克有两个很重要的特点:一是休克,表现血压急剧下降,患者可出现意识障碍、循环衰竭,最终心跳停止;二是休克之前或同时,常有与过敏相关的症状,如皮肤黏膜潮红、瘙痒、出现广泛的荨麻疹、气道水肿、阻塞等症状,其中呼吸道阻塞是过敏性休克最主要的死因。而该患者既往并无头孢霉素类药物过敏史,病发时并未表现出典型的过敏症状及体征,未出现血压下降至心跳停止的动态过程,气管插管时也未见气道水肿的表现,而是表现为骤然发生的心跳停止,这让人不得不怀疑是心脏本身出了问题。莫非,是皮试时正好遇上了急性心肌梗死?

于是,钱主任立刻下医嘱请心血管内科急会诊,并推来了心电图机。在家属十分不满的质疑声中,钱主任镇定自若地予以床边心电图检查,结果提示Ⅱ、Ⅲ、AVF 导联明显弓背向上抬高,高度提示急性下壁心肌梗死。钱主任耐心地向家属做好解释工作,并在心内科匡永东主任医师会诊及协助下,征得家属的同意,患者很快就被送往手术室行冠状动脉造影术。手术结果很快也证实了钱主任的推测:心脏右侧冠状动脉中段闭塞,前降支近段 85% 狭窄,中远段 70%~80% 狭窄,回旋支中段 60% 狭窄,远段 80%~90% 狭窄。术中予置入支架一枚。术后患者神志清,生命体征平稳,转 ICU 继续监护。真是一场有惊无险的生命争夺战。我们再次赢了。

当然，这只是急诊科前线与死神无数战役中的一场。窗外，阳光依旧明媚，活着真好。

数日后，我们急诊科收到了患者家属的一封感谢信和一面锦旗。信中患者家属的感激之情溢于言表："……感谢贵院能够培养出一支这样优秀的队伍，希望贵院能将钱主任以及急诊科全体医务人员这种视分秒为生命、不轻言放弃、救死扶伤的精神发扬光大。"较之患者家属最初的质疑，此时，我们急诊科的医务人员才真正松了一口气。

"神术无声创奇迹，良医有情斗死神"看着锦旗上这些熠熠生辉的赞美之词，我们的心里却沉甸甸的。所幸，该患者的命保住了，才有后面的感激；倘若是当时这场战役输了呢？我们不敢想象。的确，在如今医患关系如此紧张的环境里，医者能够心无旁骛地救死扶伤是需要多大的勇气，而患者能够安心将"健康所系、性命相托"于医者又是需要多深的信任？曾几何时，大家都忘了彼此是战友，而非对手，疾病才是我们共同的敌人。在这如履薄冰、如临深渊的行医途中，我们的医务人员有多久没有得到患者的肯定与鼓励了？我们渴望有越来越多这样的正能量。

庄周说过："举世誉之而不加劝，举世非之而不加沮"，与所有同道们共勉。

🕐 思 考

据有关报道，目前在我国现场复苏的成功率不到1%，而心跳停止1分钟之内及时进行心脏按压，有90%的患者可以复苏；如心跳停止超过6分钟复苏的希望会很小，超过8分钟几乎没有机会复苏。回顾这一心肺复苏后自主呼吸循环恢复（ROSC）成功的案例，给了我们一些启示：

1. 要有职业的敏锐性。该患者既往有心绞痛病史，此次胸痛并不明显，来院后查心肌酶谱及心电图均未见异常，但首诊医师并没有放松警惕，而是将该患者留观，这为后续及时抢救做了很重要的铺垫。

2. 对于心搏骤停尤其是院内发生的，不要轻言放弃心肺复苏。该患者的成功抢救还需要归功于急诊科抢救人员的准确、快速诊断，同时不拘泥于半小时按压的时间限制，在将近1小时的心肺复苏后患者能奇迹般地快速清醒，的确振奋人心。

3. 团队协作的重要性。任何一个成功的案例都离不开团队的协作,此次急诊科、心内科以及麻醉科医师及护士们的完美合作使得患者最终死里逃生。

4. 良好的心理素质。面对恶劣的医疗环境,尤其是家属充满质疑及不满的情绪时,学会冷静分析、准确判断以及善于安抚家属,这是我们所有医务人员应该努力去掌握的。

七十四

"贵族"任性之贻

2016 年 4 月的春天是美好的,北京协和急诊医学国际高峰论坛还没结束,我就匆匆赶回宁波,因为来自五湖四海的同辈兄弟姐妹们 20 多个人,已经到达宁波,我们计划在余姚四明湖好好聚一聚,这也是大家多年的期盼。

那天说来也怪,刚下飞机时天色突然转暗,快要赶到四明湖时,狂风大作,望向远处,四明湖的水像大海的波涛,上下翻滚;天上电闪雷鸣,把黑沉沉的乌云撕裂开来。

没想到比雷电来的更不是时候的事发生了。刚与兄弟姐妹们相见,还没聊上几句,就接到一个电话,原来是宁海一位 53 岁的男士突然心跳呼吸停止,经当地急诊科医师积极抢救,2 小时后终于有了心跳。但患者生命体征非常不稳,情况很差,家属坚持要往市里大医院转,为这事正在纠结,电话中想叫我去作综合评判,是转好还是不转好?

没办法,只得又匆匆起程,走了七八十里的山路,再加上 1 小时多的高速公路,3 小时后终于到了目的地。

到了医院的重症监护病房一看,患者插着气管插管,神志不清。细问病史,原来患者 3 年前胸闷不适,检查发现有三度房室传导阻滞,宁波和上海医师都一致认为需要装起搏器,否则随时可能发生危险。但他根本没在意,于是在上海找到一名中医,用中药治疗。

【三度房室传导阻滞】

三度房室传导阻滞,即完全性房室传导阻滞,是指房室传导系统某部分的传导能力异常降低,导致所有来自心房的激动都不能下传至心室而引起的完全性房室分离。

正常人的每一次心脏跳动，先由心房一个叫窦房结的地方发出指令，再通过心脏的特有的传导系统，通过心房最后传递到心室完成一次心脏跳动。三度房室传导阻滞就是窦房结发出的指令没有办法传递到心室。

三度房室传导阻滞患者在50岁以上较多，年轻患者中完全性房室传导阻滞以暂时性者较多。男性患者较女性患者多。对于有三度房室传导阻滞的患者，如果有心悸、头晕、乏力、胸闷、气短，以及心室率过于缓慢、不能维持正常人体的生理需要，则可出现心力衰竭或休克，或因大脑供血不足而发生反应迟钝或神志模糊，随时可能发生意外。

三度房室传导阻滞是一种严重而又危险的心律失常，必须及时处理。

患者家庭经济条件很好，刚花了百万装修别墅，没想到还没住进去就发生了此事。

对于这样一个"贵族"，没有足够的科学认知，不会进行合理选择，你能理解吗？

会诊后，在与家属沟通时，家人态度非常坚决，一再提出要求立即转往设施更好的宁波市级医院，钱不是问题。

公众或许会想，到大医院不是更好吗？然而请试想一下，对于一个刚刚恢复心跳的患者，病情非常不稳定，还需要靠呼吸机勉强维持基本生命功能，能转吗？救护车上的条件能有重症监护病房好吗？这种情况下转院，非常危险，2小时的路程随时都会再次发生意外，任何一个信任医师或有一些医学常识的人都不会提出这样的要求。

面对这样的局面，没有办法，我的态度只能强硬起来，当时的原话是这样的：

"我在以往会诊时，从来不可能骂患者的家人，因为他们已经非常伤心，医师的职责是给予更多的帮助和安慰，但我这次真的很想骂你们了。3年前发现三度房室传导阻滞，需要装起搏器，你们不同意，事实已经证明是错误的；现在发生了意外，这里医院抢救非常及时有效，给你们提供了进一步治疗的机会，你们又不信，那还需要我们医师干什么？我肯定是不会同意你们在这个紧要关头转院的。"

后来知道患者的家人，也咨询过上海医师，上海医师意见与我们一样。但他们还是不信，只认为到大医院会更好。

这种不顾患者实际情况、不管有没有转院条件动不动就想转院而结果发生悲剧的事情屡见不鲜，不值得我们深思吗？

经过反复"较量"，最后患者家属终于同意了我的想法。

七十四 『贵族』任性之贻

先给患者安装了临时起搏器,病情稳定后,最终安装了永久性心脏起搏器,康复出院。

其实患者本是一个老实的农民,在改革开放年代,经过自己的吃苦拼搏和创业,如今过上了幸福的生活。

得了如此危险的疾病,而且还有轻度胸闷气促,患者居然还能"临危不惧",不听医师安装心脏起搏器的反复劝告,认为没有必要……。他可以花重金来装修房子,但却不想去学点医学基本常识,不在自己的健康方面作正确的投资,二者形成强烈的对比。或许是因为有钱了,或许是灵魂深处自我意识膨胀,或许是过度自信,究其根本原因还是知识欠缺的结果。

在我国,这类"贵族"大行其道的还少吗?

发热早期的"艰难"诊治之路

在前面许多故事里都谈到过医患之间的不信任,很遗憾,几乎都是"两败俱伤"的结局,患者伤的是原本可以有更好的归宿,医者伤的是一颗本来纯粹的心。前不久某个卫视录制的一个节目引发了民众对这种不信任的思考,我们很难想像,如果继续这样下去,那么未来我们还怎么去维持社会的温度。

这个故事也是这样,一个本来并不复杂的常见病,因为医患知识的不对称,因为患者对医生的不信任,简简单单的一个疾病,却走得异常艰难。

事情发生在两个多月前,一个 29 岁的小伙子因"高热两天"来医院,除了头胀痛、全身乏力,眼睛还有点充血。血常规化验白细胞总数偏低。这是急诊科比较常见的病例,多数是由一般病毒感染所致。相应处理后,接诊医生嘱咐门诊观察治疗。患者的父亲不依不饶,非得要医生把他儿子收进去住院。这也许就是后面这场艰难诊治之路的序幕。

入院后,常规详细询问病史,并做了认真的体格检查。觉得观察一下更妥,治疗上无须用过多药物,于是给了一点抗病毒药物,降温补液。医生告知治疗计划后又安慰家属:"没什么大问题,不过我们还是会密切观察病情变化,可以随时调整治疗方案。"

还没有等医生讲完,患者的老爸又跳出来了:"不行,这怎么行?你们不重视,发热都两天了,烧得那么高,一定要用抗生素,必须要用抗生素,让我儿子少吃点苦,快点好起来。"

这是很多老百姓的观念:发热了,打点抗生素,可以好得快,真的会好得快吗?

我们有我们的诊疗常规,医院也有严格的抗生素使用管理制度。但这些规定制度对家属而言,却成了我们"不重视"患者的托词。确实,从他们角度而言,儿子发热近 40℃,是会有揪心的感觉。我们陷入两难,规定制度不会说话,不会给我们直接的压力,而家属不达目的誓不罢休的样子却是直接面临的难以摆脱的困扰。最后开了一点口服抗生素,或许,这只是一种安慰剂。

办公室暂时安静了下来。

哪知当天下午,患者体温蹿到了40℃。不得了,家人的心头火一下子被点燃,他们冲进医生办公室,开始了质问,甚至言语攻击,无论哪个医生解释和安慰,此时此刻,都是废话。没有任何商量余地,家属强硬的态度,就差冲到电脑直接开医嘱,然后"押"着护士去打针了。

所有一切的情节,没有半点虚构。看到这里,读者您可能会觉得不可思议,是的,我的疑问跟您一样,明明懂医术的是医生,为何下强硬命令的却不是医生? 当然,同行的读者大概只会会心一笑,这种令人怒不可言又哭笑不得的事情,太多了。

说实话,入院才多少时间,治疗方案上的药物也才用了一次而已。如果是感冒都至少得三五天吧,何况现在诊断还没有完全明确。按照家属的这种思维,既然一针打下去应该好的,那当初在门诊又为何缠着医生非得住院? 这不是自我矛盾吗?

作为医生,坚持原则的最终目的并不是为了自己。否则,完全不必要浪费两小时在那里挨莫名的"批斗"。后来依然是家属"胜利",因为这抗生素注射液要是不开,注定还要发热的患者再次出现体温升高时,那可不是病毒在作怪,而是医生"罪不可赦"。

为了将患者的不利影响降至最低,我们在迫不得已的情形下开了最普通的青霉素注射液。合格的医生都知道,不到半天就无理由地更换治疗方案是很大的错误。小时候,我们都学过寓言《拔苗助长》,才发芽的禾苗,施了一遍肥就死死盯着它,要它飞速蹿起来。可能吗? 那么再施一次肥? 或者干脆把它拔高点? 结果是什么? 寓言对一些人来说就是写在书上看过哈哈一笑的故事。

事情还远远没有完。

到了前半夜,患者的父亲变得更加"疯狂",不停地要求继续加用药物,不停地数落我们医生水平那么差。值班医生尽管没有任由他摆布,但也被吵得根本无法正常工作。到了晚上十点多,这位父亲提出了:头孢霉素Ⅰ加头孢霉素Ⅲ联合治疗的要求。先不说现在市场上或医院根本没这两种药,如果有,能这样用吗? 不可思议的荒谬的低级错误。

值班医生请示上级医生,答案当然是被坚决否定。于是,整整闹了一夜,中途累了,这个父亲去休息了会儿。半夜值班医生前脚都还没踏入值班室,补了体力回来的父亲又开始新一轮纠缠,各种威胁、各种谩骂……可怜我们的医生,硬生生在办公室听了一晚上,这中间还不涉及自己的一点点利益。

那晚我也没睡好。说实话,医院不是保险箱,医生更不是神,谁都无法保证一个好好的人始终健健康康,更别说一个患者了。

天一亮,我就跑到了医院。仔细观察,欣喜地发现患者出现了头面部皮疹,在手电筒光照下,口腔内发现麻疹特有的斑疹,一夜的担心终于可以放下心了,患者的诊断基本可以明确。当我们把这个消息告诉患者父亲时,换来的却是他又一轮暴跳如雷。在惊天动地的咆哮中,我们才明白,这是一个从大西北某县城医院退休的内科主任,据他说,他儿子小时候得过麻疹,现在不可能再得麻疹。他还说:"我见的麻疹比你们多多了,我儿子的情况根本不像麻疹。你们乱诊断,我要去告院长"。

谁都压不过他如雷的咆哮。我们一边应付他,一边与市疾病控制中心取得联系,希望他们协助我们,尽快给出检测结果。

就在继续等待的几小时里,这位同为医生的父亲没有停止过他的"维权",整个病区被他搞得鸡犬不宁。

到了下午快下班时,患者表现出更加典型的麻疹症状。这时,从市疾病控制中心传来好消息:根据采样检验,该患者确诊是麻疹。

三十多小时后,这令人崩溃的折磨终于停歇,家属无言以对,我们一笑置之。太累了,结果就摆在那里,反驳与否,争口气与否,重要吗? 重要的是,我们坚持了最后的底线,坚持了一个医生的尊严,坚持了能给患者的最后的保护。

看着这里大家都有疑问吧? 曾经有麻疹病史的患者难道还会患麻疹?

麻疹是一种由麻疹病毒引起的急性呼吸道传染病。麻疹病毒只有一个血清型,抗原性稳定,也就是说只要患过麻疹,如果没有免疫缺陷等特殊情况,一般是终生免疫的,不会患第二次。同样的传染病还有甲型肝炎、牛痘等(一个血清型,人患了或注射疫苗后是终生免疫的,一般不会生第二次),所以医学上就利用这些病原体的特性,经过特殊处理,用来做疫苗。

在我国,麻疹疫苗是实行全民强制预防注射的,所以我国麻疹发病率很低,但为什么近年来年轻人,特别是二三十岁的年轻人还是少数有发病的? 麻疹病毒反复在实验室一代又一代繁殖,几十年下来,病毒的抗原性有了改变,所以即使接种了疫苗也有少数发病,但病情还是较轻。认为接种了疫苗就不会发病的想法是不准确的。

另外,麻疹发病初期主要表现为发热,没有特殊表现,与其他病毒性疾病类似。只有到发病的第三到四天,才会出现典型的皮疹,皮疹出现时有一定次顺:先从头面部出现,后才慢慢向躯体、下肢发展,典型的还有口腔黏膜特殊斑疹。

在我国,从医的同道一定会经常遇到类似的情况,这些不值得我们思考吗?

我很难想象这位父亲当年是怎样行医的?如何加强基层边远医师的再教育,提高他们的水平,还有很长的路要走。自己也一直在想,是不是应该到农村到基层多去做志愿者,帮基层做一点有意义的事。

健康宣教

1. 急诊早期发热患者,当没有其他特殊的表现,此时要马上诊断明确很难,因为所有疾病都有原发或继发性发热可能,需要密切观察。当血常规白细胞不高时,首先要考虑是病毒感染所致,最常见的是流感之类,一般不需要用抗生素。但国人特喜欢一发高热就用抗生素或输液,抗生素用的过多就会广泛耐药,总有一天真正遇到细菌感染时,无药可用,我们将面临另一场灾难。

2. 公众一定要知道,如果是感染引起的疾病,当医生根据临床表现,确定治疗方案后,一定不能急,要观察三到四天,当确定没有效果时,才可更换抗生素或治疗方案。农作物施肥后也都要观察几天,更何况是人。药物绝对不可以天天随心更换,否则会出现可怕的后果。

3. 早期发热加上有皮疹表现,一定要除外有急性传染病的可能,如麻疹、登革热、水痘、猩红热、斑疹伤寒、伤寒等,须及时就诊。

七十六
"大巡展"

20世纪90年代末某个早晨,我刚上班就接到本市精神病专科医院一位专家的电话:"前几天你们转过来的患者,现在要还给你们喽。"

这位专家言简意赅:经过他们诊断,这位患者并非精神疾病,其病症究竟在哪里,还是需要交还给我们去"破案"。

接了电话我一肚子狐疑,为何我对此全无印象?于是对着登记本把当时一个多月的出院患者上上下下翻了个遍,但仍没有找到电话里所述的那个患者。倒是一个同事无意间提醒了一句,才把这位患者"查"了出来。

半个多月前,病房来了一位反复抽搐的患者,神经内科初步诊断为癫痫大发作。神经内科病房一直人满为患,可患者情况又重,神经内科来求助,这位患者就在当晚入住急诊病房。

入院后,患者的癫痫状态一直得不到控制,即使用了当时治疗癫痫最有效的药物,也依然阻止不了这位患者的大发作。次日听着早交班时夜班同事的描述,正想去探个究竟,这时走廊里传来紧急抢救呼叫,有两个呼吸衰竭的患者就像约好了似的突然病情加重。全科医务人员都扑了上去,联系插管的、实施复苏的,抢救车、呼吸机,这个病房里只见医务人员奔跑着……。

正当大家忙得不可开交时,抽搐了一晚上的那位患者又开始了大发作。那一刻真心体会到心有余而力不足,看着眼前这位患者还在鬼门关那头,只得临时下了个口头医嘱:请神经内科急会诊。是啊,专科疾病患者请专科医生治疗肯定是最合适了。

神经内科的同仁很快就赶到了,看到我们忙得连打招呼时间都没有,于是"仗义相救",想办法把这位患者"接回"了神经内科,帮我们解决燃眉之急。

能对上号的就只有这位患者了,难道电话里说的人是他?那么他后来怎么又跑到精神病专科医院去了呢?我似乎想起些什么。对了,当时只匆匆一

205

瞥就去抢救另外两个危重患者了,只匆匆一瞥,让我想起来,当时患者的抽搐动作虽然幅度很大,但患者的眼神却一直盯着我,似乎在哀求、想呼救、想说话。回忆起来愈发觉得那个眼神的背后,代表着什么。这样眼神的患者神志一定是清楚的。如果是癫痫大发作,怎么会有这样的状况呢?如此重要的线索却在其他患者的抢救前被忽略了,导致后来,这位患者在解除痛苦的路上被兜了一大圈。

我赶紧跑到神经内科了解情况,得知患者转去神经内科后无论怎样治疗,病情并没有得到控制,时不时发作的抽搐让患者和家属痛苦不堪、焦虑不已。家属最后非常不满意地自动出院了,据说后来去了另一家三甲医院,依然没能终结患者持续不断的抽搐。后来有个同行发现了一个怪相:这位患者发作的时候只有四肢大幅度抽搐,意识始终清醒。据此考虑是不是癔症或精神方面有问题,就请了市里的精神病专科医院会诊,随后这位患者就转去了精神病专科医院。

所幸这位患者遇到了经验丰富的精神疾病专家,经过详细询问并仔细检查、观察后,这位专家排除了患者有精神疾病的可能,又极负责任地把患者"交还"到我们手里。

抽搐是不随意运动的表现,公众常习惯性叫抽筋,是神经-肌肉疾病的病理现象,表现为横纹肌的不随意收缩,影响的肌肉可以是全身或局部的。常见的有以下几种类型:癫痫大发作、癔症性抽搐、精神性、肌病性和其他特殊类型的抽搐(孕妇妊娠末期出现抽搐称为子痫,以及低钙低镁、心源性、小儿高热等)。

反复抽搐是临床上危重症之一,引起的原因有很多,可能是颅内疾病出血、肿瘤或癫痫,也可能是中毒或心律失常等原因所致,病因众多,有时一下子要区分清楚还是相当困难的。

另外,高热、破伤风、狂犬病、缺钙等也都可引起抽筋,这属全身性的;还有局部性的,如腓肠肌(俗称小腿肚子)痉挛,常由急剧运动或工作疲劳后所致,特别是在躺下或睡觉时更容易出现。高热和癫痫引起的全身抽搐往往是神志不清的;缺钙引起的抽筋有其特殊表现,特别是两手呈鸡爪样改变;破伤风与狂犬病往往神志是清楚的。到这时,你会想到这位患者是什么疾病所致?

最后,经过仔细询问病史及综合判断,结果是破伤风惹的祸。

这是 20 年前发生在宁波的一例值得深思的病例。由于破伤风预防工作在不断加强,其发病率大大降低,大家对该病的认识与警惕性同时也大大降低,导致破伤风误诊病例不少,故需要重视。

附破伤风误诊数据分析

1. 文献来源及误诊率 本数据来源于《临床误诊误治》杂志主编陈晓红领衔研发的《中国误诊疾病数据库》系统。2004—2013年发表在中文医学期刊并经遴选纳入误诊疾病数据库的破伤风误诊文献共35篇,累计误诊病例138例。误诊率74.58%,有误诊率的文献均来自二级医院。

2. 误诊范围 本次纳入的138例破伤风误诊为29种疾病共145例次,涉及9个系统或专科,以神经系统、口腔、运动系统疾病居多。居前三位的误诊疾病为颞颌关节炎、脑梗死、癔症。另有20例次分别误诊为急性腹膜炎、低钙惊厥、椎间盘突出、上消化道溃疡、头皮恶性肿瘤、心律失常、咽喉炎、癫痫、多发性肌炎、多发性硬化、急性脊髓炎、僵人综合征、精神障碍、颅内感染、不稳定型心绞痛、带状疱疹后遗神经痛。主要误诊疾病见表76-1。

表76-1 破伤风主要误诊疾病表

误诊疾病名称	误诊例次	疾病百分率/%
颞颌关节炎	25	17.48
脑梗死	23	16.08
癔症	13	9.09
面神经麻痹	12	8.39
落枕	10	6.99
脑膜炎	9	6.29
肌筋膜炎	6	4.20
急腹症	6	4.20
上呼吸道感染	6	4.20
牙周炎	4	2.80
腰肌劳损	4	2.80
狂犬病	4	2.80

3. 医院级别 本次纳入统计的138例破伤风误诊145例次,其中误诊发生在三级医院15例(10.34%),二级医院122例(84.14%),一级医院7例(4.83%),其他医疗机构1例(0.69%)。在三级医院确诊19例(13.77%),二级医院110例(79.71%),一级医院5例(3.62%),其他医疗机构4例(2.90%)。

4. 确诊手段 本次纳入统计的138例破伤风最终均仔细追问创伤病史并综合临床表现,作出诊断。

5. 误诊后果　本次纳入的 138 例破伤风中,130 例文献描述了误诊与疾病转归的关联,8 例预后与误诊关联不明确。按照误诊数据库对误诊后果的分级评价标准,可统计误诊后果的病例中,122 例(93.85%)为Ⅲ级后果,即未因误诊误治造成不良后果;8 例(6.15%)造成Ⅰ级后果,均为死亡。

6. 误诊原因分析　依据本次纳入的 35 篇文献分析的误诊原因出现频次,经计算机统计归纳为 6 项,其中问诊及体格检查不细致、经验不足缺乏对该病的认识为主要原因,见表 76-2。一二三级医院中均为问诊及体格检查不细致造成误诊最多,其他则是经验不足缺乏对该病的认识造成误诊最多。

表 76-2　各级医院的破伤风误诊原因情况　　　　　　　　　　单位:%

误诊原因	三级医院	二级医院	一级医院	其他
问诊及体格检查不细致	34.29	35.00	66.67	16.67
经验不足,缺乏对该病的认识	25.71	35.00	0	50.00
诊断思维方法有误	20.00	17.50	33.33	16.67
缺乏特异性症状体征	11.43	7.50	0	16.67
患者主述或代述病史不确切	5.71	2.50	0	0
过分依赖或迷信辅助检查结果	2.86	2.50	0	0

（本资料由《临床误诊误治》丁滨提供）

七十七

钢丝上的舞者

　　我们这一生都在学着平衡，而后成长。蹒跚学步时是，学骑车时是，学习时摸索着学科之间平衡、学习与玩乐的平衡，工作以后琢磨工作与家庭之间的平衡……。"平衡"二字可以说贯穿了生活的方方面面，当然更是覆盖了医学的方方面面。

　　王老太太耄耋之年，前些年心肌梗死过，被医生从死亡线上艰难地夺回来后，孝顺的后代更是将其当宝，更加小心翼翼守护陪伴。老太太状态看起来很不错，又是一个闲不住的人，哪肯一直呆坐着。即使家人拦着不让出门，她也在屋子里时不时转悠。结果某天一不小心脚底一滑，摔了一跤。这可把家里人吓坏了，扶起来一检查，还好还好，只有着地的左脸颊有点点擦伤。老太太见小辈们如此紧张，忙不迭安慰，全然无恙的样子让小辈们总算放了心。

　　哪知个把小时后，老太太坐在椅子上睡着了。这不符合老太太日常作息时间，家人狐疑地喊她时才发现，怎么都弄不醒老太太。等家人七手八脚把老太太送到当地医院一检查，才知道那一摔摔出了大麻烦。急诊颅脑 CT 发现：左侧额颞顶部硬膜下血肿，少量蛛网膜下腔出血。老太太已经出现呼吸不稳定，当地医院实施气管插管保障通气功能后，直接转送到我院。

　　一问病情，再看看老太太的血液检查，凝血功能报告单上全是箭头，急诊医生内心一阵"凌乱"，一个具有心肌梗死病史长期服用华法林的患者，其要害部位出血，意味着什么？凶多吉少啊。

　　患者入院诊断：

　　1. 左侧额颞叶顶部硬膜下血肿。

　　2. 创伤性蛛网膜下腔出血。

　　3. 心房颤动。

　　4. 高血压 3 级高危组。

209

5. 吸入性肺炎？

入院后除了止血、减低颅内压、抗炎，来维持生命体征稳定外，还面临着一个重大问题：手术止血。只有止住脑内的出血，老太太才有可能化险为夷。一般情况下，硬膜下血肿的手术是比较容易的，疗效大多比较好。但老太太同时有蛛网膜下腔出血，更麻烦的是她的凝血功能很差（凝血酶原时间比值 INR 3.24，活化部分凝血活酶时间 45.5s，凝血酶原时间 34.9s，活动度 21%，1.7，凝血酶时间 14.3s），这种状态下能否手术？神经外科会诊后，综合考虑老太太高龄、一般情况差、长期抗凝治疗血凝异常，认为手术安全风险太大，不宜手术，建议维生素 K_1 针纠正凝血功能后，再考虑手术。

来不及等凝血功能改善，老太太病情迅速恶化，几小时后出血量过大导致脑疝形成（脑内大量出血，压迫健康一侧脑组织及生命中枢），不到三十小时成了百年人。

王老太太的经历在临床上并非个例。随着医学的进步，以往被认为是"无敌杀手"的急性心肌梗死、肺栓塞等的抢救成功率大大提高。患者虽然挽回了生命，但在医生眼里，以后的路并不轻松。原因就是这极难把握的平衡。比如像王老太太这样不小心轻轻摔一跤，就可能前功尽弃，付出生命的代价。王老太太的致命伤在于长期使用的抗凝血药物——华法林。

健康宣教

1. 随着医疗健康条件的改善，人均寿命的增加，老年人口不断增加，研究老年相关疾病如老年创伤等，对防治老年人跌倒损伤有着重要的意义。

2. 随着冠心病发病率的增加，临床上出现房颤、深静脉血栓及肺栓塞的病例明显增多，华法林的独特作用，对这些疾病的防治起到了重要作用。在华法林广泛应用的同时，也带来了许多问题，一不小心同样会致命，需要引起高度重视。

3. 要大力宣传影响华法林作用的各种因素，建议给服用华法林的患者，发放相关注意手册，防止意外的发生。

4. 服用华法林必须严格监控凝血功能。华法林的剂量和监测华法林的有效性和安全性同其抗凝效应密切相关，而剂量效应关系在不同个体间有很大差异，因此必须密切监测防止过量或剂量不足。华法林的最佳抗凝强度为 INR 2.0~3.0，此时出血和血栓栓塞的危险均最低。不建议低强度 INR<2.0 的抗凝治疗。对静脉血栓栓塞症（VTE）和心房颤动患者进行低强度抗凝与标准强度抗凝比较的临床随机对照研究很少。大规模的病例对照研究提示，

INR<2.0 时房颤并发卒中的危险明显增加。住院患者口服华法林 2~3 天后，开始应每日或隔日监测 INR，直到 INR 达到治疗目标并维持至少两天。此后，根据 INR 结果的稳定性数天至 1 周监测 1 次，根据情况可延长，出院后可每 4 周监测 1 次。

5. 对服用华法林的患者，必须告知患者影响华法林疗效的常见食物与药物。

影响华法林疗效的常见食物与药物因素有：

1. 就食物来说，有些食物可增强华法林的抗凝效果，如大蒜、葡萄柚、芒果、鱼油等。有些食物可减弱华法林的抗凝效果，如富含维生素 k 的食物菠菜、花菜、甘蓝、胡萝卜、蛋黄、猪肝、绿茶等。鳄梨、豆奶、海藻等通过改变华法林代谢，并影响其吸收，从而减弱华法林抗凝作用；人参和西洋参等含有人参皂苷，可诱导肝脏相关药物代谢酶，增加华法林代谢，从而减弱华法林的抗凝作用。

2. 药物中西咪替丁和奥美拉唑抑制 R-华法林异构体的清除，仅轻度增强华法林对 PT 的作用。胺碘酮是 R 和 S 两种华法林异构体代谢清除的强抑制剂，可以增强华法林的抗凝作用。

3. 增强肝脏对华法林清除的药物如巴比妥、利福平、卡马西平，可抑制其抗凝作用。长期饮酒可增加华法林清除，但是饮用大量葡萄酒却对患者的 PT 几乎不产生影响。

4. 服用华法林的患者，应避免与非甾体抗炎类药物同时服用，包括环氧合酶——选择性非甾体抗炎类药物和某些抗生素。避免与抗血小板药物同时服用，除非获益大于出血危险，如急性冠脉综合征患者或近期置入支架的患者。

七十八
台风的救援与急救

（一）不同区域台风引发灾害特点

台风引发的灾害主要有三大因素：风、雨和海潮，前两种因素覆盖台风影响的所有区域，后者只局限于海边、港口和江海交界口等近海岸处。不同区域由于地理环境及受到台风的影响因素不同，引发的灾害有所不同，掌握这些特点对于做好预防和灾害救援工作十分重要。

1. 城市　暴雨和强风对城市的影响主要有：一方面是直接对城市造成的直接影响，如城市内涝、冲毁道路造成交通中断、水电供应中断，工厂、民居损毁和人员伤亡，高空物体坠落及大树、电线杆折断等引发的灾害；另一方面是影响和损害现代化建筑带来灾害，如高层建筑、地下室、地铁及高层电梯等继发的次生灾害。有危化品生产企业及贮藏的区域，有可能造成泄漏，特别是水体的污染。

2. 农村　平原：短时间强风暴雨造成江湖泛滥，冲毁道路、农田、房屋、车等，水电中断、蛇咬伤等。山区：水库崩溃、山体滑坡及泥石流。

3. 海岸线区域　受到风雨及海潮三位一体的影响，台风及其引起的海浪可以把万吨巨轮抛向半空，拦腰折断，也可把巨轮推入陆地；可淹没岛屿、冲毁堤防、涌入陆地，可使数十万人瞬息之间惨遭灭顶之灾。

（二）救援与急救

台风救援以自救为主、自救与公共救援相结合为原则；公共救援以就近为主、远程为辅的原则。

台风来临前

1. 自救准备　非常重要。

（1）要弄清楚自己所处的区域是否为台风袭击的危险区域，再了解所在的区域受到台风影响的特点及可能发生灾害的性质。

（2）要了解自己所在的区域可能发生的种类，提出可能规避方案，并要做好相应的物资准备和精神准备。

（3）基本准备：要准备充足的不易腐坏食品和水、手电筒、雨具、高筒雨靴、药品、蜡烛、防裂胶、多功能刀、尼龙绳、紧急口哨、指南针等。一定要备足手机电源及备用电池。有条件可准备多功能求救器、工兵铲等。

（4）其他准备：保养好家用交通工具，加足燃料（以备紧急转移）；住在楼房中的居民，在台风到来前应检查门窗是否牢固，并及时关好窗户，取下悬挂物，收起阳台上的东西，尤其是花盆等重物，加固室外易被吹动的物体；检查电路、煤气等设施是否安全；如果家中有病患，还要准备好必需的药品，如常用的抗生素、感冒药、皮肤病、眼病及外科常用药等，特别是家中有高血压、糖尿病、心脏病患者，应提前准备好。

2. 公共救援准备

（1）要评估自己区域针对台风的应对能力，并提出相应的对策。要了解不同区域抵抗台风的能力，如不安全，则要尽早组织转移到安全区域或到政府指定的避风场所（各级政府要做好预案）；如有发生泥石流及山洪暴发的可能，则事前要了解安全撤离的路径。

（2）对于港口码头、海边，要摸清巨大海潮和风暴会对当地带来危害的程度，评估抗拒能力，并制订出相应对策与准备，如海堤的加固、海边物资的搬运、码头毒化物的转运及人员的撤离等。

（3）对海上作业及海边的生产单位一要做好防台工作，如渔船进港、货轮进港。

（4）对有化工作业的码头更要做好防台工作，防止有毒有害化学品的泄漏。对海边渔业养殖户要做好网箱固定工作及人员撤离工作。

（5）对城市要做好广告牌、高空可能坠落物的固定，地下建筑物、汽车及电梯等可能发生灾害的防范。

（6）要全方位多种途径做好防台抗台的宣传工作，注意收听电台、电视及最新热带气旋的最新消息。

（7）做好水、电及交通保障工作。

（8）做好组织保障及应急预案。

（9）做好通信保障工作，确保台风到来时救援。

3. 积极自救，主动避险，危险地带莫逗留。

（1）要经常收听电台、电视，以了解最新的热带气旋动态。

（2）听从当地政府部门的安排。

（3）如需离开住所，则要尽快到避灾安置场所，并且尽量和朋友、家人在一起。

（4）无论如何都要离开移动房屋、危房、简易棚、铁皮屋;不能靠在围墙旁避风,以免围墙被台风刮倒导致人员伤亡。

（5）千万别为了赶时间而冒险蹚过湍急的河沟。

（6）如果居住在移动房屋、海岸线上、小山上、山坡上等容易被洪水（或泥石流）冲的房屋里,则要时刻准备撤离该地。

（7）如果遇到路障或者是被洪水淹没的道路,切记要绕道而行! 要避免走不坚固的桥;不要开车进入洪水暴发区域,应留在地面坚固的地方。

（8）那些静止的水域很有可能因为地下电缆或者是垂下来的电线而具有导电性。

（9）要仔细检查煤气、水以及电线线路的安全性。

（10）当台风来临时,大部分市民会安静地待在家里。对一些因各种原因留在单位或外出办事的人来说,更要注意安全。

（11）尽量避免在靠河、湖、海的路堤和桥上行走,以免被风吹倒或吹落水中。

4. 公共救援

（1）组织军队、武警、消防部队及医疗救援。

（2）救援的主要内容:山洪暴发、泥石流、海堤及水库冲毁带来的灾难。

（3）公共救援的注意点:

1）一定要确保交通工具的安全,特别要注意车辆的车身高度,如军车、特种救护车。

2）保障救援人员的安全,不盲目冒进;保障通信畅通;物资准备要充分。

5. 医疗救援

（1）院前急救的准备:车辆是关键,最好选用底盘高的车辆,如军车及特种救护车。菲特台风来时,宁波院前急救在国内首先使用了特种救护车,发挥了很大的作用。

（2）医院急救的准备:根据当地统一规划,组织好医疗应急小分队;同时做好医院的保障工作,避免医院内进水,保证日常工作正常运转。

（3）突击救护队的准备:除常规医疗器械外,应准备雨鞋（长筒）、照明器械、救护绳、通信设备、雨衣及刀具等。

台风过后善后处理

一、台风过后善后一般处理

（1）要坚持收听电台广播、收看电视,当撤离的地区被宣布安全时,才可以返回该地区。

（2）地质灾害点莫去。台风过境,常常会带来大暴雨,大暴雨容易引发山体滑坡、泥石流等地质灾害,易造成人员伤亡。如果家住在地质灾害易发地区或已发生大暴雨地区,就要更加注意了。灾后出门,特别是去山区,一定要事先了解路段情况,如遇到溪谷水量暴涨而冲断桥梁、或因塌方而不能通行的,一定要等危险解除后再前进,千万不要贸然进山。

（3）不要擅自返回家园。当台风信号解除后,要在撤离地区被宣布为安全后才可返回。回家以后,发现家里有不同程度的破坏,不要慌张,更不要随意使用煤气、自来水、电线线路等,并随时准备在危险发生时向有关部门求救。

（4）灾后消毒很重要。台风过后,防疫防病、消毒杀菌工作要及时跟上。市民一定要喝经过消毒处理的水,不要用未经消毒的水漱口、洗瓜果和碗筷;不吃生冷变质的食物,食物要煮熟煮透;饭前便后要洗手。及时清除垃圾、人畜粪便和动物尸体,对受淹的住房和公共场所要及时做好消毒和卫生处理。

（5）灾后的食品安全也不可忽视。

二、台风灾害可能带来的医疗问题

台风灾害会带来许多医疗问题,处理好灾后的医疗问题是灾害医学的一个重要工作,主要问题有:

1. 强风有可能吹倒建筑物、高空设施,造成人员伤亡。

2. 溺水。

3. 蛇咬伤。

4. 触电。

5. 皮肤病　特别是长时间在水中浸泡后,主要是接触性皮肤病。

6. 传染病　伤寒、肠道传染病、流感、钩端螺旋体病等,以及虫媒传染病如,疟疾、乙脑、登革热。

7. 电梯、地铁等现代化设施引发的伤害。

8. 山洪及泥石流引发的伤害。

9. 人畜共患疾病,如炭疽、口蹄疫等。

10. 出血热、血吸虫病。

三、台风引发的传染病

（一）台风引发的公共卫生事件

台风带来的暴雨会引发洪水泛滥,淹没农田、房舍和洼地,导致灾区居民大规模迁移;各种生物群落也因洪水淹没而引起群落结构的改变和栖息地的变迁,从而打破了原有的生态平衡。野鼠向高地、村庄迁移,野鼠和家鼠的比例结构发生变化;洪水淹没村庄的厕所、粪池,大量植物和动物尸体的腐败,可引起蚊蝇等各种媒介滋生和各种害虫的聚集,从而引起水源污染、食品污染,易导致传染病流行。主要表现为:

1. 疫源地的影响　由于洪水淹没了某些传染病的疫源地,使啮齿类动物及其他病原宿主迁移和扩大,易引起某些传染病的流行,如出血热、血吸虫病等。

2. 传播途径的影响　洪涝灾害改变生态环境,扩大了病媒昆虫滋生地,各种病媒昆虫密度增大,常可导致某些传染病的流行,疟疾是常见的灾后疾病。另外,洪水冲毁既往掩埋病死动物尸体的高地,从而易引起人畜共患疾病,如炭疽、口蹄疫等。

3. 洪涝灾害导致人群迁移引起疾病　由于洪水淹没或行洪,一方面使传染源转移到非疫区,另一方面使易感人群进入疫区,这种人群的迁移极易导致疾病的流行。其他如眼结膜炎、皮肤病等也可因人群密集和接触,增加传播机会。

4. 居住环境恶劣引起发病　洪水毁坏住房,灾民临时居住于简陋的帐篷之中,白天烈日暴晒,易致中暑,夜晚着凉易感冒,年老体弱、儿童和慢性病患者更易患病。

5. 个体免疫力降低和精神心理压抑　免疫力降低,使机体对疾病的抵抗力下降,易发生传染病。另外,心情焦虑,情绪不安,精神紧张和心理压抑,影响机体的调节功能,可导致一些非传染性疾病和慢性传染病的发作机会增加,如肺结核、高血压、冠心病及贫血等。

(二)台风引发公共卫生事件的应对

1. 信息收集、报告、通报和评估　灾害发生后,灾区卫生行政部门要加强与有关部门的信息沟通,及时通报相关信息,组织专家及时对灾害造成的公共卫生危害进行评估。根据《国家救灾防病信息报告管理规范(试行)》,实行洪涝灾害卫生应急信息日报告制,将本行政区域内的灾情、伤情、病情、疫情、灾害相关突发公共卫生事件、卫生应急工作开展情况和卫生系统因灾损失情况等信息,在规定的时间内,报告上级卫生行政部门和当地人民政府。所有救灾防病信息均应通过"国家救灾防病报告管理信息系统"进行网络报告,不具备条件的地方要使用传真、电话等方式及时报告。

2. 医疗救援　灾区医疗机构要保障灾害期间的诊疗服务工作正常开展,保持传染病和突发公共卫生事件报告渠道通畅。如灾伤患者数量较多,超过本地医疗机构救治工作负荷,为及时、有效对灾伤患者进行救治,则可根据情况,在上级卫生行政部门统一协调和交通运输、财政等相关部门的支持下,将灾伤患者集中运送至外地(省)治疗。如因灾造成大量危重伤员,为提高救治成功率,则可按照"集中伤员、集中专家、集中资源、集中救治"的原则,将危重伤员集中在医疗条件好、救治质量高的医院救治。

要根据医疗技术力量和群众临时安置点情况,设置临时医疗点和巡回医疗队,二者由同级卫生行政部门统一设置。临时医疗点一般在2 000人以上临时安置点设置,医务人员按照1:1 000配备;巡回医疗队实行全覆盖和划区包干,巡回医疗队配备2~3人,负责5~10个2 000人以下的临时安置点。

3. 监测

(1)疫情监测:灾区各医疗机构要加强疫情监测和报告工作,对灾害相关传染病实行日报制度和"零"报告制度;疾病预防控制机构实行24小时疫情值班制度,安排专人负责疫情的收集、整理和分析;受灾地区的国家或省疾病监测点要强化对病种的监测,扩大监测范围。

(2)食品和水质监测:灾区疾病控制机构加强灾区的食品监测,确保食品卫生,霉变食品引发的食物中毒是灾区需要重点预防的食品安全事件,食物中毒实行日报制度和"零"报告制度;强化水源水和饮用水的水质监测,增加监测频次,确保生活饮用水安全。

(3)鼠类和蚊、蝇等虫媒监测:灾区疾病控制机构开展室内外鼠密度和出血热等带毒率监测;组织开展室内外蚊、蝇等虫媒密度监测。

受灾地区可结合本地的实际情况,开展疫情的主动监测和症状监测;必要时,设立临时疾病监测点,强化监测。各级卫生行政部门要加强对监测工作的管理和监督,保证监测质量。中国疾病预防控制中心完善传染病疫情收集报告系统,保证灾区疫情报告系统受到破坏时能够迅速启用。

4. 预警 各级卫生行政部门根据医疗机构、疾病预防控制机构提供的监测信息,按照传染病的发生、发展规律和特点,及时分析其对公众健康的危害程度、可能的发展趋势,及时做出预警。

5. 疫情报告 监测报告机构、医疗卫生机构和有关单位发现传染病疫情或食物中毒,应当在2小时内尽快向所在地区县级人民政府卫生行政部门报告。接到疫情报告的卫生行政部门应当在2小时内尽快向本级人民政府报告,同时向上级人民政府卫生行政部门报告,并应立即组织进行现场调查确认,及时采取措施,随时报告事态进展情况。

县级以上医疗机构和乡(镇)卫生院要按规定网络报告传染病疫情或食物中毒事件等突发公共卫生事件,县级以上各级疾病预防控制机构要及时审核,定期编写灾区传染病疫情与突发公共卫生事件监测报告,对灾区疫情和突发公共卫生事件发生情况进行分析并预测发展趋势,报送同级卫生行政部门和有关部门参考。

6. 环境卫生处理 保障生活饮用水卫生安全,选择可用水源,做好水源防护,加强水质的处理和消毒,加强水质监测。大力开展爱国卫生运动,及时清理居住环境。做好垃圾、粪便及污水的排放、无害化处理。对住房、公共场所和临时安置点采取消毒、杀虫和灭鼠,做好病媒生物控制工作。

7. 风险沟通和心理援助　灾区卫生行政部门要根据洪涝灾害可能发生的相关传染病和疾病的特点,充分利用各种宣传手段和传播媒介,与宣传部门密切配合,有针对性地开展自救、互救及卫生防病科普知识宣传。主要内容包括食品卫生、环境卫生、饮水卫生、个人卫生、急性传染病预防等。

同媒体和公众做好洪涝灾害风险沟通工作。根据实际需要,组织专业人员开展心理疏导和心理危机干预工作,消除民众心理焦虑、恐慌等负面情绪。在同级人民政府领导下,协调教育、民政、工会、共青团、妇联等部门和团体,协同开展心理援助工作。

8. 自救与防护　受灾的医疗卫生机构迅速开展自救工作,尽快恢复医疗卫生服务功能。对因电、水、油、热、气(汽)等能源供应中断造成医疗卫生服务无法正常开展的医疗卫生机构,灾区卫生行政部门要及时协调有关部门,调拨发电机、净水器等仪器设备和有关能源,尽快恢复能源供应。救灾人员要注意做好个体防护,保障自身安全。

9. 评估　卫生部门在对洪涝灾害进行卫生应急工作时,要不断进行需求评估,主要是对洪涝灾害卫生应急处置的及时性、处置措施的有效性、针对性和科学性以及负面效应进行评估,根据评估结果不断调整应急处置措施,减少洪涝灾害对公众的健康损害,保证大灾之后无大疫目标的实现。

四、触电

夏季是台风灾害频发的季节,一旦发生台风则街道的大树和电线杆很容易被刮倒,如果这个时候走在路上,那么会有触电的危险。另外,城市的地下车库进水或低洼地段也是触电的高危区域,必须高度重视,加强宣传。具体有以下几点注意事项:

1. 尽量不要外出。必须外出时要注意远离电力线路,并注意人体上空的情况。

2. 不要赤脚涉水,路面积水容易导致断落的电力线路和伏设在地底下的电力线路向水中送电。

3. 地面上的电器设备和插座要事先断开电源,修理或清理被水淹的电器设备前要确认已经断开电源。

4. 电器设备(尤其是机床)的金属外壳要做好接地保护。

5. 不要贪图一时的方便,私拉乱接自备机组电源线。

6. 不要为了节省,而使用已经破损的插头。

7. 发现触电事故时,不要用手去拉触电者,要使用干燥的绝缘物体移开电源或触电者。此外,家里要常备验电笔和绝缘钳,检查或修理家用电器时要先验电。

五、电梯安全

随着城市建设的现代化,高层建筑越来越多,电梯引发的安全问题在台风来临时也是一个不可忽视的问题,特别是突然停电、"溜梯"(电梯门开了,轿厢继续上升或下降)、电梯门打不开或关不上门等安全问题。

遭遇电梯故障时自救办法:

1. 乘坐电梯要注意的问题:

(1)进入电梯前,注意观察电梯轿厢是不是在相应楼层位置,不要贸然进入。

(2)观察有没有《安全检验合格》标志,是否在有效期内。电梯在正常运行时,楼层门和轿厢门都应处于关闭状态,如果发现电梯门没有关上就运行,说明电梯有故障,这时千万不要乘坐,以防发生意外。

(3)不要在乘坐电梯时同时按下多个按钮,否则容易引起系统故障,造成电梯骤停;不要在电梯里抽烟、丢弃烟头或使用明火,未熄灭的火星掉下去容易把线路引燃,造成火灾;不要在电梯里嬉戏打闹,电梯剧烈摇晃很可能引起突然下坠;不要在扶梯进出口处逗留,或将鞋或衣物触及扶梯挡板。

(4)要留意电梯的一些危险信号,比如电梯有异常的声响,或者速度有明显的改变,如忽快忽慢等;乘坐电梯时发现显示屏不显示,或者按钮灯不亮等。一旦遇到上述情况,乘客应在电梯停层时尽快离开轿厢,并及时将电梯故障的具体情形告知电梯管理人员。

(5)特别要注意,进出电梯时,不要贸然迈步,要先注意观察电梯轿厢地板和楼层是否水平。

2. 遇到电梯下坠情况可采取的保护措施:

(1)赶快把每一层楼的按键按下,这样可在紧急电源启动时,电梯马上停止下坠。

(2)如电梯内有把手,先一只手紧握把手,然后整个背部跟头部紧贴电梯内墙,以固定人所在的位置,以免摔伤。

(3)如电梯内没有把手,则双手反撑托住电梯内墙,然后整个背部跟头部紧贴电梯内墙,以固定身体,利用电梯墙壁保护脊椎。

(4)要使膝盖呈弯曲姿势,以承受重击压力。

(5)在电梯状态稳定后,立即用电梯内的警铃及对讲机与电梯维保单位、管理人员联系,或直接拨打119求救。

七十九

不"临床"之痛(一)

　　什么叫临床?我问过不少年轻医生,大部分讲不清。其实,中国汉字是很有意思的,简单直白。临床、临床,就是亲临病床。这临床一词几乎把医生的工作给定性了,亲临病床的医生才是临床医生,不亲临就只是医生,或者是不合格的医生。对此,《中华人民共和国执业医师法》是予以明确的:医师实施医疗、预防、保健措施,签署有关医学证明文件,必须亲自诊查、调查,并按照规定及时填写医学文书(第二十三条)。换句话说,不直接观察患者的医师是违法的。

　　亲自或直接观察患者,可以说是医生必须遵守的基本执业要求。看似如此简单,但在当下的医疗环境里,却未必人人、时时可以做到,于是才有了今天的故事。

　　一位 48 岁的女性患者,某个傍晚在家突然出现了短暂的神志不清。据家人回忆,患者当时只是神志不清,并没有出现其他异常。患者醒来后对发病前的事情还能回忆。家人很重视,马上将患者送到当地医院急诊,但凡能够想到的引起晕厥的病因相关检查都做了,却没有特别有价值的发现。只有一点异常提示:血常规 + 超敏 C 反应蛋白提示有炎症改变,反映心肌损伤及凝血功能指标有不同程度增加[超敏 C 反应蛋白 82.06mg/L,白细胞计数 11.94×10^9/L,中性粒细胞百分数 87.6%,肌钙蛋白 I 0.09ng/ml(ng/ml=μg/L),D-二聚体(稀释)4 610ng/ml]。

　　鉴于病因尚不清楚,当地医生给患者使用了保护脑神经的药物——胞磷胆碱针。哪知,患者在次日中午 11 点及第三日早上 7 点再发晕厥 2 次,转来我院急诊科。通过详细询问病史,不得不让值班医生把疑点落在了肺栓塞上。这可是引起晕厥最可怕的元凶之一啊,这种"宁可错杀一千也不漏下一个"的可怕疾病让医生非常谨慎,通过紧急肺动脉血管造影检查果然发现两侧肺动脉及其分支内有血栓栓塞。

入院后,好在患者的血压和动脉血氧饱和度基本正常,于是立即按照规范进行了抗凝治疗,以尽早把患者肺动脉内的血栓溶解,恢复肺动脉正常血流。但没有想到尿常规化验发现有大量红细胞(潜血:+++;镜检高倍镜下有大量红细胞:++++),给抗凝治疗后蒙上了一层阴影。

尿常规提示出血原因未明之下,谁敢贸然使用抗凝药物,这可是会随时要了患者性命啊!医生不敢冒险,患者知情后更加恐惧。

科室非常重视,虽然是周末,还是组织了全院会诊。会诊意见如下:患者目前有肺栓塞,抗凝治疗后有活动性出血,加上有贫血,除了泌尿道有出血外还要注意有无消化道出血,建议密切观察病情。若病情逐步恶化,则需进一步检查如骨髓穿刺等,必要时行溶栓治疗。另外,考虑全身结缔组织病不能排除,予以激素治疗。

然后密切观察病情,好在情况一直相对稳定。

第二天,我恰好查房查到她。我是个天生的"好奇宝宝",遇事喜欢问为什么。我问主管医生:为什么会出血?出血原因是什么?患者尿中出现红细胞一定是治疗肺栓塞的抗凝药物所致?患者的泌尿系统还有没有其他问题?主管医生若有所思。我回头习惯性问患者月经史。患者给了我一个这样的信息:已经绝经三个多月了。我扭头问医生:阴道检查做了吗?

问题就出在这里!所有的习惯性思维认定患者说的绝经就一定是真正的绝经,却忘记了所有的判断必须依赖医生亲临病床的检查、调查、观察。经过阴道检查,明确患者的尿道出血是假象,真实情况是阴道出现了不规则出血,"混进"了尿液里,才让我们看到了一份"提示尿道出血"的检查结果。

所有的困扰一下子烟消云散,还好治疗没有被延误。但临床上所有这样的经验教训都必须被医生深刻吸取,因为生命只有一次。

片尾,请所有医生轻轻问下自己:我是医生,还是临床医生?

八十
不"临床"之痛(二)

上一篇日志谈到的病例,虽然没有造成严重后果,但为此走了许多弯路,消耗大量医疗资源。一个医生如果不"临床",一定会付出代价,甚至让患者付出生命。本篇日志想要介绍的一例极具代表性,病例来自某医院。

患者是一位刚进入大学的男孩,18岁,一天早上运动后感到下阴部不适,开始没有多在意,到上午11点多,下阴部不适症状加重,就到学校附近一家诊所去就诊。医师检查后考虑睾丸炎可能,但这位学生还是不放心,转而跑去了一家大医院的急诊。

到了急诊科分诊台,见到了一位年轻的女护士,男孩和他的同学觉得有些羞涩,在护士的追问下,男孩支支吾吾又嘻嘻哈哈地诉说了自己的症状,边上两个同学也觉得别扭,时不时调侃几句。这哪像一个急诊患者哦!护士还是呼叫了值班医生。值班医生初步了解后,认为并不是急诊,加之又比较专业,建议其下午到泌尿外科去就诊。

哪知,就此埋下祸根。

患者下午2点半去了泌尿外科,半小时后(3点)进了诊室,接诊的是一位上了年纪的医生,他了解情况后,建议先做个B超。由于接诊医生年纪很大,电脑操作不熟练,在开B超单时,怎么也点不上急诊。接诊医生倒是惦记着患者,为了让他能够及时做上检查,权衡之下写了个纸条,让这男孩赶紧去找超声科,必须要尽快做检查。男孩接过纸条随手揣在口袋里,转身离开。哪知转身以后,就把兜里的纸条给忘得一干二净。

直到3小时后,排到他了,超声医生一检查惊出一身冷汗:睾丸扭转。

立马发起应急流程:通知接诊医生,紧急安排住院手术,没有床位就临时加床,接下来是整个急诊手术团队(麻醉、临床医师)紧急谈话与沟通告知。由于男孩家在外地,又辗转找到班主任,一切手续完备后,紧急送往手术室。最后,术中发现左侧睾丸扭转720°（肉眼），已经坏死，只好做了睾丸切除。

18岁的年纪，睾丸切除意味着什么？随后赶到的家长自然是无法接受的，向医院提出了三大质疑：第一，凭什么急诊医生认为不符合急诊，就因为患者当时表情不够痛苦吗；第二，泌尿外科诊断及处理不及时。第三，是睾丸扭转360°，在12小时内可能不一定会坏死，如果及时一点，根本不会有这样的后果。

手术中明明发现睾丸扭转720°，现在怎么变成了360°了？别以为我写错了，没有，原本应该据实记录为720°，恰被粗心的医生写成了360°，从而自己给自己挖了一个巨大的坑。

事后医院分析原因，认为在这个病例里面确实教训深刻。如果当时急诊预检分诊及急诊医生仔细一点，直接检查一下患者的睾丸；如果那位年纪大一些的接诊的泌尿外科医生准确地通过信息系统将患者检查排入了急诊；如果那位男孩没有遗忘那张本来还可以挽回恶果的"纸条"……。确实有很多的如果，但一开始就注定了这个结果的是：急诊医生的"不临床"。

还有一个问题是我们面对的对象，不同年龄的疾病后果是不一样的。就本病来说，如果是一位80多岁的老年人，那么出现睾丸扭转发生坏死的后果远远没那么严重，但对一个18岁小伙子，就不同了。这是每一位临床医生需要深思的。或许医学生刚刚毕业，经验不足，但仔细检查一下患者的局部总是可以的吧？做到一个临床医师应该要做到的基本要求，直接观察一下患者的病情要求不高吧？

不"临床"造成的悲剧真是不少。有大便出血没有做肛门指检，没有检查患者的直肠，结果造成直肠癌早期被遗漏的；因为有痔疮史，患者大便附带一点鲜血，想当然是痔疮复发所致，没有去直接观察、检查一下肛门，等一年后患者症状越来越重，才发现肛门口有恶性黑色素瘤，这时全身已经出现了广泛转移，没多久离开了人世的悲剧也发生过；还有手术前发现手术的部位可能有错，但没有去床边亲自看一下，没有再认真去核对一下，结果造成重大医疗事故的……。

这些血的教训想想都心痛！

做医生请一定要记住"临床"两个字的分量，只有直接亲自观察病情才不辜负临床医生的这个职业。

做一个自己尊重的人
——写在《急诊医师值班日志2》出版之际

　　时隔七年,又见日志。同样以质朴的语言,讲述平凡世界中普通人的悲和喜。字里行间弥漫着医者宽厚的爱心、悲悯的情怀、承担的勇气和人性的良知,有多年来作者的思想感悟,也赓续着医者的精神追求:做一个自己尊重的人。

　　过去、现在和将来,能够完全知道个人行为和思想的只有自己。对我们来说,自我尊重是重要的正道。然而,如何在诱惑和艰难中保持人性的尊严,赢得自己的尊重却并非易事,却很值得。

　　为了这个追求,作者遵循"医学应该有温度"的理念。因为你知道,在自己的职业生涯中会遇到很多患者,他(她)们对你而言不过是众多患者中的一个。然而对于患者来说,你却是他(她)们生命中遇到的有限的医师,于是他们将希望寄托在你身上,将生命托付给你。所以,别无选择,若救治,当全力以赴。于是,有时的你像一位老师为学生反复解释某一概念;有时的你又像一位长者告诫年轻人:年轻不是护身符,有病应当重视;有时的你又像一位侦探,可以为一个病例追踪好几年。

　　为了这个追求,你不断锤炼自己的思维方式,因为你看到了东方和西方的差异。东方注重直觉、感性,讲实用;西方注重从抽象的概念探索规律。在日志中读者可以看到这方面的提升,既有对医院管理"大道至简"的表述,又有在案例评述中表现出来的西方思辨色彩,现实又超现实,形而下又兼形而上。

　　为了这个追求,你努力拓展自己的阅读范围以弥补知识结构方面的不足。知识是阶梯是灯塔也是钥匙,当你手握这把钥匙,将会探索到不一样的世界。于是当医学案例有了文采,就如同高山得草木而华、得烟云而秀媚。

　　七年后,砥砺前行亦精彩。

我祝愿，每一位医师在职业生涯结束时会感到自己值得尊重。这不是自恋、自夸、自欺、自闭，而是自信、自省、自赎、自强。

　　叶力犁 2024 年 1 月 9 日

跋

做一个自己尊重的人——写在《急诊医师值班日志 2》出版之际